U0303033

中文翻译版

胎儿磁共振成像

MR Imaging of the Fetus

主　　编　〔印〕R. 拉杰斯瓦拉（R. Rajeswaran）

主　　译　王荣品　钟玉敏

副 主 译　曾宪春　蔡登华　董素贞　张莎莎

　　　　　张牡丹　刘新峰

译　　者　（按姓氏笔画排序）

　　　　　马岩岩　王仕霞　王荣品　田　冲　任婧雅

　　　　　刘家艺　刘新峰　李　悦　李武超　张牡丹

　　　　　张莎莎　陈长安　明　星　钟　鸣　钟玉敏

　　　　　容　豫　董素贞　曾宪春　谢光友　蔡登华

　　　　　廖　旦　魏　琳

科学出版社

北　京

图字：01-2023-5677 号

内 容 简 介

　　本书由国际著名胎儿磁共振成像（MRI）专家 R. 拉杰斯瓦拉主编，旨在全面介绍胎儿 MRI 临床应用的相关情况。全书对胎儿 MRI 检查安全性、适应证、禁忌证、检查技术、胎儿各系统 MRI 正常解剖及异常发育进行了全面细致的总结，并以简洁明了的方式介绍了胎儿各系统发育的基础知识，对胎儿在发育中各种异常征象配以大量插图，包括异常发育示意图、典型 MRI 图像，且在必要的位置增加了超声图像及产后照片做对比，强调了 MRI 相对于超声的优势，并提供了精准的注释。

　　本书可供从事产前检查和产前诊断的医师、技师参考阅读。

图书在版编目（CIP）数据

胎儿磁共振成像 / (印) R.拉杰斯瓦拉 (R. Rajeswaran) 主编；王荣品，钟玉敏主译. -- 北京：科学出版社，2025. 3. -- ISBN 978-7-03-081479-1

Ⅰ. R714.504

中国国家版本馆CIP数据核字第2025NJ4173号

责任编辑：王灵芳 / 责任校对：张　娟
责任印制：师艳茹 / 封面设计：涿州锦辉

First published in English under the title
MR Imaging of the Fetus
by R.Rajeswaran
Copyright ©R. Rajeswaran, 2022
This edition has been translated and published under licence from
Springer Nature Singapore Pte Ltd.

科学出版社 出版
北京东黄城根北街 16 号
邮政编码：100717
http://www.sciencep.com
三河市春园印刷有限公司印刷
科学出版社发行　各地新华书店经销
*
2025 年 3 月第　一　版　　开本：787×1092　1/16
2025 年 3 月第一次印刷　　印张：10
字数：237 000
定价：108.00 元
（如有印装质量问题，我社负责调换）

　　王荣品　主任医师，博士生导师，博士后合作导师，贵州省人民医院医学影像科主任，贵州省"百"层次创新型人才培养对象，享受贵州省人民政府特殊津贴。主要从事胎儿影像及心血管、神经及肿瘤影像研究。主持国家自然科学基金及省部级项目11项。已发表本专业学术论文近200篇，其中以第一作者或通信作者发表SCI收录期刊论文40余篇，主编、主译、参编专著9部。获省级科技奖项2项，贵州医学科技奖项5项。学术任职：中国民族卫生协会放射医学分会候任会长兼秘书长，北美放射学会会员，国际心血管CT协会中国区委员会委员，中国医师协会放射医师分会常务委员，中华医学会放射学分会心胸学组委员，国家卫健委脑卒中影像学委员会委员，贵州省医学会放射学分会副主任委员。担任国内外十余种期刊编委或审稿专家。

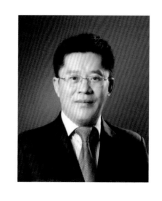

　　钟玉敏　主任医师，博士生导师，上海交通大学医学院附属上海儿童医学中心影像诊断中心主任。专业主攻方向为儿童影像，主要为胎儿及儿童心血管影像、儿童肿瘤影像。现任亚洲大洋洲儿科放射学会（AOSPR）常委；亚洲心血管影像学会（ASCI）先天性心脏病专家组成员；中华医学会放射学分会儿科学组副组长；中国妇幼保健协会母胎影像医学专业委员会副主任委员、中国医疗保健国际交流促进会心血管磁共振分会常务委员；上海市医学会放射科专科分会委员兼儿科组组长；上海市中西医结合学会影像专业委员会常务委员及儿科组组长；上海市抗癌协会肿瘤影像专业委员会常务委员；上海市生物医学工程学会放射医学工程专业委员会委员；上海市医师协会放射医师分会委员；上海放射诊断质量控制中心专家委员；上海交通大学医学院医学影像系专家委员会委员。

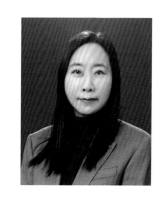

出生缺陷是导致新生儿和 5 岁以下儿童死亡或致残的主要原因。根据世界卫生组织（WHO）近年发布的统计，出生缺陷的发生率因地区经济发展水平不同而存在差异，全球低收入国家发生率为 6.42%，中等收入国家为 5.57%，高收入国家为 4.72%，我国的出生缺陷发生率约为 5.6%。产前超声检查是筛查胎儿畸形的首选影像学检查方法，但受孕妇体型、肠道积气、骨骼及操作者手法影响，对一些病变尤其是子宫后壁胎盘病变、胎儿脑中线结构及颅后窝结构的观察受限。胎儿 MRI 为无创无辐射检查，不受体位及孕妇体型影响，是超声检查的有益补充，且对中枢神经系统疾病的诊断具有显著的优势。近年来，胎儿 MRI 检查在多数大型三级甲等医院中逐渐普及，由于胎儿生长发育过程复杂且胎儿 MRI 检查和诊断存在一定技术难度，县地级医院较少开展。有关胎儿 MRI 检查和诊断的专著较少且不够全面。基于此，贵州省人民医院医学影像科和上海儿童医学中心影像科团队联合翻译了 *MR Imaging of the Fetus* 这本书。

本书介绍了不同胎龄的正常胎儿的解剖和 MRI 特征，并完整地描述了胎儿各个系统的异常；对异常征象的表达采用较为典型的 MRI 图像，为了便于学习，很多病例还补充了超声图像、示意图和产后图像做对照，以方便读者深入了解各种异常征象及各种检查的优势与不足。此外，本书专门讨论了胎儿 MRI 检查各序列的优势与应用。本书拥有大量的 MRI 图像和简明扼要的临床资料，同时还包括了各种胎儿异常的鉴别诊断和预后指标。这本书将帮助读者全面掌握胎儿 MRI 的基础和临床应用精髓。

由于中外语言表达差异，中文译本中可能存在一些疏漏或欠妥之处，敬请业内同行不吝指正。

王荣品　钟玉敏
2024 年 9 月

原书序

　　能够预览 *MR Imaging of the Fetus*（《胎儿磁共振成像》）这本书是我莫大的荣幸。超声是胎儿成像的主要方式。磁共振成像是解决胎儿成像问题的一个很好的辅助工具。磁共振成像可以证实或反驳超声检查结果，发现其他检查结果并进行鉴别诊断。由于母体异质性、胎位或羊水过少，超声检查通常不是最佳的检查方法。在这种情况下，磁共振成像确实给患者带来福音。磁共振成像新兴技术的应用为胎儿检查开启了新的篇章。

　　R. Rajeswaran 博士是一名放射科医师，拥有 20 多年的胎儿磁共振成像经验。他发表了多篇涉及胎儿磁共振成像各个方面的科学论文。这本著作是他丰富经验的结晶，也是他分享所学知识的载体。全书结构合理，分为 16 章，涉及安全性、适应证、禁忌证和系统技术应用。每章均先描述正常的胎儿磁共振成像解剖，再讲解器官系统的异常。该书从作者的大量病例中选取了插图，包括各种异常征象。高质量的图像和精准的注释有助于轻松阅读。在必要的位置强调了磁共振成像相对于超声检查的优势。该书能够培养读者精准地使用胎儿磁共振成像作为辅助诊断的技能。

　　我确信该书将成为所有对产前成像和诊断感兴趣专家桌上的一本实用工具书，也祝愿 R. Rajeswaran 博士一切顺利。

斯里尼瓦萨超声检查中心
B.S. Ramamurthy
印度班加罗尔

本书介绍了不同胎龄的正常胎儿的解剖和磁共振成像特征，并完整地描述了每个系统的异常。由于磁共振成像技术发展迅速，还专门讨论了胎儿的磁共振成像检查技术。本书拥有大量的磁共振图像，以阐明各种临床情况。为了便于学习，还补充了超声图像、示意图和产后图像，包括各种胎儿异常的鉴别诊断和预后指标。本书将帮助参与胎儿护理的住院医师和咨询师了解胎儿异常及解答患者咨询问题。

R. Rajeswaran

印度金奈

致谢

我感谢上帝赐予我祝福，如果没有他的祝福，这项工作就不可能完成。

我衷心感谢我所在的机构——位于印度金奈的 Sri Ramachandra 高等教育研究管理所。

特别感谢 Anupama Chandrasekaran 教授、B. S. Ramamurthy 博士和 R. Rajkali 博士，他们是我在胎儿成像专业的伙伴，并帮助我尽可能完整地编写这本书。感谢我的同事、妇科专家、新生儿专家、我们机构的病理专家，也感谢 Mediscan 系统的顾问们在这段旅程中的合作。

我也感谢 MR 技术人员，他们耐心地扫描以获得高质量的图像。感谢妊娠的母亲和她们的家人，如果没有她们，这本书没办法完成。

最后，我要感谢每一个人，我不能单独提到他们，但他们在我心中是动力和灵感的源泉。

目录

第 1 章

胎儿磁共振成像的简介和适用范围

超声检查（sonography，USG）是胎儿成像的主要方式，因为它广泛可用、准确、价廉，并且可以实时检查胎儿。它还被广泛应用于盆腔和腹部疾病孕妇的检查。然而，USG 操作者依赖性强，且存在一些局限性，如无法进行大视野（field of view，FOV）成像，对比分辨率有限，无法从液体中区分出血液，晚期妊娠及孕妇肥胖时声窗较差。当超声检查存在局限性和无法确诊时，磁共振成像（MRI）是胎儿影像学检查的首选替代方法。

1983 年，Smith 等首先报道了妊娠期 MRI。在早期研究中，通过孕妇使用苯二氮䓬类药物镇静或通过直接注射泮库溴铵使胎儿麻醉来抑制胎动。随后，随着超快速序列、高通道线圈和更好的 MRI 技术的出现，胎儿 MRI 发生了革命性的变化。目前已很少使用镇静技术。

MRI 也越来越多地被用于与妊娠相关的盆腔和腹腔病变，以及胎盘异常的检查。随着妊娠的进展，对于后位前置胎盘等位于后部的病变，超声检查可能无法清楚地显示出异常时，MRI 检查具有重要价值。MRI 在子宫病变如红色变性中意义重大，因为 MRI 能够分辨出血的各个阶段。MRI 在诊断胎盘植入、异位妊娠和胎盘早剥方面是对超声的补充，因为 MRI 视野大、可检测出血且图像对比度高。

1.1 胎儿 MRI 的安全性

一些文献报道表明，在妊娠期间进行胎儿 MRI 是安全的。3T 及以下的 MRI 常规应用于胎儿检查，到目前为止还没有不良影响的报道。美国放射学会（American College of Radiology，ACR）于 2015 年发布的指导性文件中指出，如果患者的风险收益比允许进行该研究，则可以在妊娠的任何阶段进行 MRI 检查。需要所有患者签书面的知情同意书。MRI 检查可能造成的不良影响主要有以下方面。

1.1.1 静磁场

这是指由主磁体引起的恒定磁场，其强度或方向不会随时间改变。为确保安全，重点是对孕妇完成一份完整的关于金属的问卷。以确保她们不会无意中将任何金属物体带入扫描室。同样，需要了解有无金属植入物的病史，因为它们可导致热效应或局部伪影。

暴露于静态磁场的妊娠期 MRI 工作人员未表现出任何明显的不良影响。即便因孕产妇原因，在妊娠早期进行了几次 MRI 检查，到目前为止也没有不良反应的报道。

1.1.2 射频（RF）场

与射频波相关的潜在有害影响是热效应。MRI 厂家对每个脉冲序列都会提示特定吸收比（specific absorption ratio，SAR）。胎儿在器官形成期间对升高的温度很敏感，中枢神经系统更加脆弱。在人类胎儿中，温度升高2℃并持续24小时或更长时间会导致颅面和神经管缺陷。建议将母体体温保持在37.5℃以下，以防止对胎儿产生不利影响。确保胎儿体温低于38℃（正常胎儿体温比母体体温高0.5℃）。

1.1.3　时变磁场

时变磁场是指梯度线圈在接收电脉冲时产生的大量噪声。这些电脉冲使线圈振动并产生很大噪声。梯度脉冲电磁场的潜在有害影响包括生物效应、声学噪声损伤和很少见的周围神经刺激、肌肉刺激和心脏颤动。时变磁场的生物效应已经过审查，迄今为止没有记录到可测量的不利影响。同样，在焦虑水平、压力水平、智商、反应时间、记忆障碍、神经刺激和致畸性方面没有明显的不良反应。MRI检查会产生80～100dB的噪声，具体取决于序列的类型，这可能会被母体组织和羊水部分减弱。由于在妊娠期间职业性长时间暴露于大于99dB的噪声与听力损失、出生体重下降和妊娠期缩短有关，因此建议将胎儿的有效噪声水平保持在65dB以下。可以在减少采集时间或应用降噪软件后使用更大噪声的序列。

1.2　妊娠期对比剂

孕妇最好避免使用MRI对比剂。钆是妊娠期C类药物，即安全性尚未完全确定。钆可以穿过胎盘进入胎儿循环，并由胎儿肾脏排泄到羊水中。然后，羊水被胎儿吞下，并且由于这个循环，钆可以长时间保持在循环中。钆对发育中胎儿的不良影响尚不清楚，因此不推荐使用。注射钆应限于获益大于潜在风险的情况。潜在风险包括死胎、皮肤炎症、浸润性病症，但非常罕见。然而，如果情况需要，可以给母亲注射钆，注射钆后无须中断母乳喂养。

1.3　胎儿磁共振检查的适应证

胎儿MRI检查的指征在很大程度上取决于当地是否有优质的超声检查中心。来自专门超声检查中心的MRI转诊可能很少见。

重要的适应证将在以下内容中讨论。有关特定器官或系统的适应证的详细讨论可在相关章节中找到。

1.3.1　超声检查结果不能确诊

胼胝体异常：MRI可用于确认胼胝体发育不全的诊断，识别发育不良、发育不全的胼胝体（图1.1）和相关的脂肪瘤。

颅后窝异常：MRI在诊断小脑异常方面与超声相辅相成，对诊断如Joubert综合征等疾病极为有用。高质量的矢状位重建有助于诊断脑桥小脑发育不全、脑桥被盖帽发育不良、Blake囊肿和脑干扭结。

MRI还可用于识别脑移行障碍、无脑回畸形和皮质发育不良（图1.2）。MRI也能更好地显示不同孕周的脑沟形态。

有时在透明隔膜发育不全中，穹窿可能会在超声上错误地显示为透明隔膜，而MRI可通过其冠状位成像来明确这一点。

1.3.2　获取额外信息、检测相关异常或确认是孤立的异常

脑室扩张：孤立的轻度和中度脑室扩张预后良好，MRI可用于显示其他方面的异常，如异位、皮质畸形、脑软化（图1.3），这在超声上可能不明显。

在胼胝体、透明隔腔等异常情况下，MRI可用于显示其他超声无法发现的异常。

颅内出血：胎儿颅内出血有时在超声上被误诊为肿块。此外，超声对蛛网膜下腔和脑室内的出血不敏感。MRI有助于确定出血的大小、分期、脑室内/蛛网膜下腔/脑实质

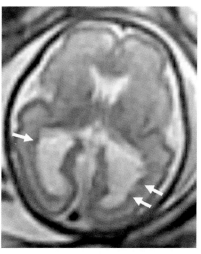

图 1.2　胎儿脑部轴位 T$_2$WI 显示脑室扩张，并显示与双侧侧脑室周围结节性异位有关

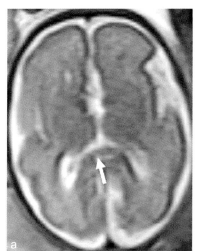

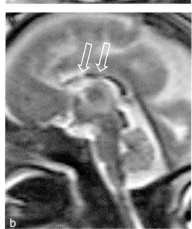

图 1.1　妊娠 29 周胎儿轴位（a）T$_2$WI 显示透明隔腔和胼胝体膝部缺如，胼胝体压部存在（实箭）；矢状位（b）T$_2$WI 显示胼胝体弥漫性不规则变薄（空箭），膝部缺失提示发育不全伴发育不良，但超声仅怀疑胼胝体发育不全

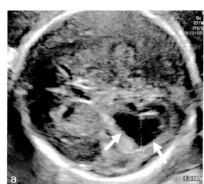

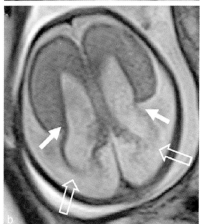

图 1.3　妊娠 29 周胎儿超声图像（a）显示脑室扩张（实箭），轴位（b）MRI 显示脑室扩张与双侧枕叶、顶叶脑软化有关（空箭）

内出血（图 1.4）及出血成分。

在胎儿肿块和囊肿中，MRI 可用于判断病变的占位效应 / 相邻结构的侵犯。

面部和颈部：MRI 可用于显示面部裂隙、下颌后缩（图 1.5）、颈部肿块和气道损伤。

在先天性膈疝、膨出和其他胸部异常中，MRI 可用于获得比超声更准确的胎儿肺容积，还可以计算突出肝脏的体积（图 1.6）。这些信息对于父母的咨询和胎儿的治疗很重要。MRI 也可用于显示大血管的位置和尺寸，但目前还不适用于心脏异常。

泌尿生殖系统：MRI 可用于识别异位肾脏（图 1.7）。在 DWI 上，胎儿肾脏呈现高信号并且很容易证实。在复杂的泌尿系异常和

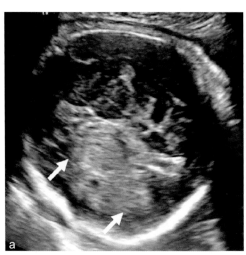 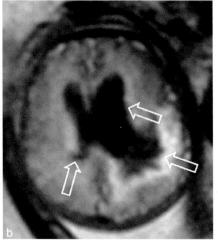

图 1.4　妊娠 34 周胎儿超声图像（a）显示左侧大脑半球光团样块影（实箭）。轴位（b）T$_2$WI 显示生发基质出血，并向脑室内和脑实质内延伸（空箭）

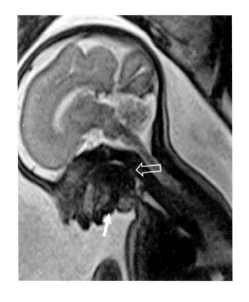

图 1.5　妊娠 34 周胎儿，矢状位 T$_2$WI 显示重度下颌后缩畸形（实箭）伴气道重度狭窄（空箭），胎儿出生后行产时子宫外治疗手术，随后行气管切开术

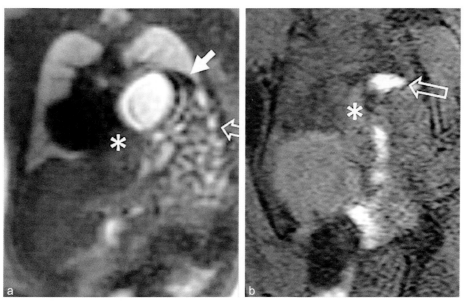

图 1.6　冠状位 T_2WI（a）和冠状位 T_1WI（b）显示左半侧膈肌突出。左半侧膈肌显示为薄的黑带（实箭）；左侧胸腔内可见胃、肝左叶（星号）、小肠、大肠（空箭），肝左叶、大肠在 T_1WI 上显示呈高信号

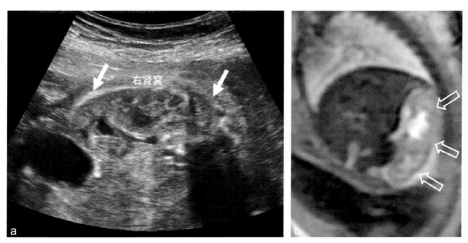

图 1.7　胎儿超声图像（a）显示右肾窝区增大的肾脏（实箭），矢状位 T_2WI（b）显示左肾异位交叉融合（空箭）

复杂的卵巢囊肿中，MRI 与超声优势互补。

腹部：肝脏在 T_1WI 上显示为高信号（图 1.6b），并且在 CDH、内脏异位和肝肿大中通过 MRI 可以更好地发现。MRI 适用于先天性血色素沉着症、腹内隔离症、神经母细胞瘤和复杂腹部肿块等病症。

1.3.3　超声检查正常但为高风险胎儿

家族遗传病：在有先天性异常家族史（如 Joubert 综合征和代谢紊乱）的胎儿中，MRI 与超声互补以排除异常（图 1.8）。

胎儿 - 母体感染：在被诊断患有巨细胞病毒感染、弓形体病等的母亲中，MRI 是除羊膜腔穿刺术外排除畸形的另一种工具（图 1.9）。

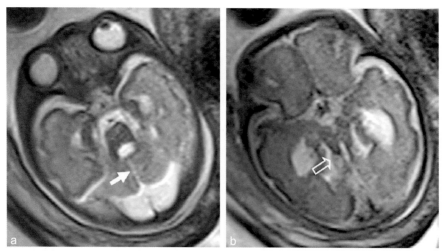

图 1.8　孕妇前一孩子具有 Joubert 综合征，因此该孕妇在此胎儿 30 周时行 MRI 检查。轴位（a、b）T$_2$WI 显示小脑蚓部缺如（实箭），双侧小脑上脚被拉长（空箭），中脑显示磨牙征，提示 Joubert 综合征

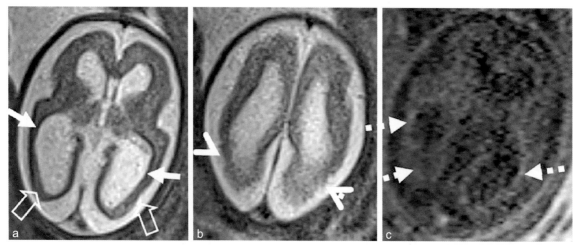

图 1.9　妊娠 31 周胎儿，巨细胞病毒感染，轴位（a、b）T$_2$WI 显示巨脑室、弥漫性脑皮质变薄、脑沟广泛减少，并见多小脑回畸形（箭头）。轴位（c）T$_1$WI 显示脑室旁数个小灶样高信号（虚箭），提示钙化灶

　　在患有双胎输血综合征和双胞胎死亡的胎儿中，MRI 可用于显示急性 / 慢性缺血性变化（图 1.10）。

　　既往有综合征婴儿、死产史或近期母体受伤等情况时，夫妻对当前妊娠可能感到焦虑，此时 MRI 有助于缓解他们的担忧。

1.3.4　执行超声时存在技术困难

　　诸如母体肥胖、母体前腹壁增厚 / 瘢痕和羊水过少等因素可能会妨碍获得令人满意的胎儿超声成像。MRI 不受这些因素的影响，因此是克服这些缺点的首选。

1.3.5　胎盘状况

　　MRI 可用于评估胎盘植入（图 1.11）、胎盘肿瘤、与胎儿生长迟缓（FGR）相关的胎盘缺血。在 SLE 和抗磷脂抗体综合征等慢性母体疾病中，MRI 可用于胎盘评估以诊断梗死、水肿和绒毛间血栓形成。

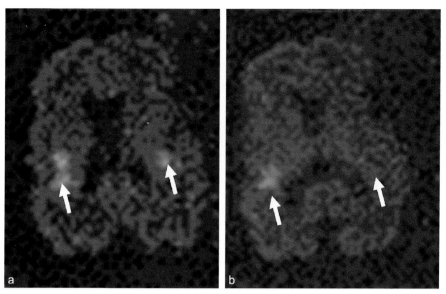

图 1.10 轴位（a、b）弥散加权成像显示存活的双胎之一的双侧顶叶区急性梗死灶（实箭），随后另一孪生胎儿死亡

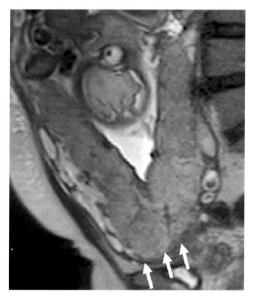

图 1.11 36 岁孕妇有剖宫产史，矢状位 T_2WI 显示前置胎盘伴胎盘植入。行选择性剖宫产，产科子宫切除术进一步证实了前置胎盘伴胎盘植入的诊断

1.4 MRI 扫描的时机

一旦在超声检查中检测到异常，就可以进行 MRI 扫描，最好是妊娠 19 ～ 24 周。不同国家 / 地区的合法终止妊娠截止时间有所不同，一般为妊娠 20 ～ 24 周。在适当的时间进行 MRI 扫描将帮助这些孕妇做出是否进一步继续妊娠的决定。

妊娠晚期 MRI 扫描有助于发现皮质畸形和灰白质异位。在某些 EXIT 手术（如胎儿有颈部肿块）之前也可能需要进行 MRI 检查。同样，如果怀疑产后即刻患者可能波动或不稳定，则产后 MRI 检查可能无法完成。

1.5 MRI 禁忌证

MRI 检查的禁忌证包括装有起搏器、分娩中的患者或病情不稳定的患者。幽闭恐惧症可以通过恰当的咨询或足先进位检查或患者镇静来控制。

（张莎莎 译 王荣品 审校）

第 2 章

胎儿磁共振成像技术

由于胎儿运动、胎儿器官较小、快速生长的胎儿的动态变化及母体因素（如体质和呼吸运动），胎儿 MRI 检查具有挑战性。这些问题可以通过合适的线圈定位，使用更高通道的线圈，应用并行采集成像，更多的激励次数（NEX）和相位过采样方法来解决。事先对孕妇讲解检查注意事项，鼓励孕妇做浅呼吸，可以减少母体因素产生的运动伪影。

孕妇取仰卧位，可用体部或心脏相控阵表面线圈行胎儿成像，扫描持续时间为 30 ～ 45 分钟。如果孕妇在妊娠晚期由于背部疼痛或呼吸困难而不能仰卧，则可取左侧卧位进行 MRI 检查。足先进位检查有助于避免幽闭恐惧症的影响。超快磁共振序列可用来减少胎儿运动产生的伪影。这些序列可以以不足一秒的速率扫描生成图像。孕妇在 MRI 检查前 3 小时禁食也有助于减少胎儿的运动。

重要的是要遵守患者检查的安全协议，采用标准的知情同意书填写来排除金属物体和禁忌性因素。需要向孕妇详细解释检查流程，并且必须征得知情同意。最好在检查之前了解胎儿 MRI 检查的适应证和此前的超声检查结果，这将利于选择合适的序列形成最优的 MRI 图像。例如，在怀疑胎儿颅内感染 / 出血的情况下，需要梯度回波（GRE）序列来评估钙化 / 出血。

开始检查时先扫定位像，使用 6mm 的 HASTE/SSFSE 序列、具有 1mm 的层间距和大视野（FOV）在三个垂直平面上获得关于孕妇下腹部的定位图像（图 2.1a、b）。定位像用于识别胎儿的位置和侧向。定位像还用于验证最大信号强度是从需要扫描的区域获得的。如果需要，在定位扫描后重新定位线圈是很重要的，以便获得最大的信噪比（SNR）。

在这个定位像基础上，采用 HASTE 序列在胎儿头部或躯干扫描胎儿轴位、冠状位和矢状位上 T_2 加权成像（图 2.1c、d）。通常需要多次采集才能获得最佳图像。按照步骤获取每个平面中的至少三组图像，因为任何图像中由于伪影而丢失的信息可以从另一组图像中补偿。建议使用视野 24 ～ 30cm，层厚 3 ～ 4mm 为宜。可以在孕妇自由呼吸或使用呼吸触发期间扫描。笔者机构用于胎儿成像的参数如表 2.1 所示。

一些机器具有交互式扫描技术，允许"实时"调整扫描参数，如扫描定位的方向和角度。因此，胎儿在扫描过程中如果存在移动，技术员可以实时调整扫描图像的角度 / 方向。使用这种技术可以更快地获得准确的轴位、冠状位和矢状位图像。

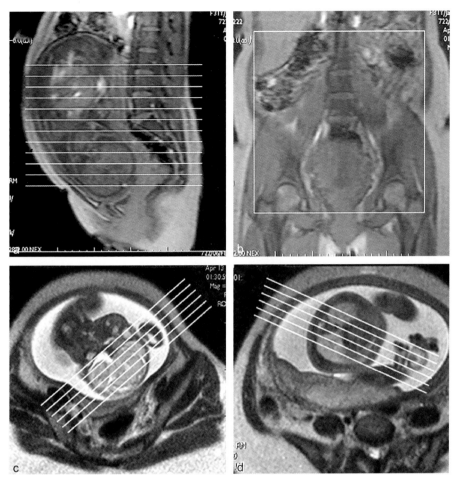

图 2.1　孕妇下腹部的初始定位图像（a、b）。胎儿大脑的轴位图像（c）和胎儿胸腔的矢状位图像（d）是从上述定位扫描的 HASTE 序列来进行图像定位

表 2.1　胎儿成像的基本序列参数

图像参数	T$_2$ HASTE	T$_1$ TURBO FLASH	DWI	GRE
重复时间（ms）	1000	100	4500	600
回波时间（ms）	90	4.7	101	26
翻转角		70°	—	20°
扫描视野（cm）	24 ~ 28	24 ~ 28	28 ~ 32	26 ~ 30
矩阵	256×205	256×160	192×192	256×135
层厚（mm）	3 ~ 4	4 ~ 5	4 ~ 5	4 ~ 5
层间距（mm）	0.2	0.5	0.5	0.5
激励次数	1	1	NA	1

2.1 胎儿成像的基本序列

- 半傅里叶单次激发 Turbo 自旋回波 T_2/T_2^* 加权成像（HASTE/SSFSE）、真稳态自由进动快速成像序列（true FISP/FIESTA）。

- 快速扰相梯度回波 T_1 加权成像（FSPGR/Turbo FLASH）。

- 梯度回波序列 / 平面回波成像梯度回波（EPI GRE）。

- 弥散加权成像（DWI），b 值为 0 和 700。

2.1.1 半傅里叶单次激发快速自旋回波（HASTE）或单次快速自旋回波（SSFSE）

HASTE、SSFSE 是用于显示胎儿解剖、异常和病理改变的最基本、最常用的序列（图 2.2）。该序列产生最佳对比分辨率，不受轻微胎动的影响。使用这一超快序列可以更好地显示胎儿的各个器官及其畸形、胎盘和脐带。同样，HASTE 序列可以很好地显示诸如心室扩张、血管畸形、肿块、病变损伤、感染性疾病和移行障碍性疾病等病理变化。但是，对于显示钙化和出血的敏感性较差。

2.1.2 真稳态自由进动快速成像序列（true FISP/2D FIESTA）

这是一种基于梯度的超快速序列，具有高信噪比，可以以每秒一个层面的速率生成图像。此序列是 HASTE 的替代序列并生成 T_2^* 图像。其优点是能更好地显示髓鞘形成，以及较低的射频能量吸收率（SAR）。该序列对脊柱（图 2.3a）、心脏（图 2.3b）、骨骼（图 2.3c）和大血管的显示有很好的作用。但是，true FISP 很少用于胎儿成像，因为它对磁场不均匀性敏感，易导致条带伪影（图 2.3a）。

2.1.3 快速扰相梯度回波 T_1 加权成像（FSPGR/Turbo FLASH）

T_1WI 的胎儿图像质量比 T_2WI 差，对比分辨率较低，容易出现运动伪影。因此，建议在 1 个或 2 个正交面上获得孕妇屏气的 T_1 加权成像。T_1WI 有助于诊断出血、脂肪和可能表现为高信号的早期钙化。在对胎儿颈部和躯干进行成像的同时，T_1WI 图像也可用于鉴别甲状腺、胎粪和肝脏（用于先天性膈疝）（图 2.4）。最近研发的快速反转恢复序列（SNAPIR）提供了更好的图像对比度和 T_1 加权成像。

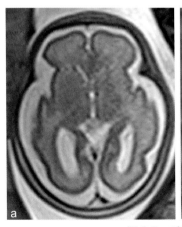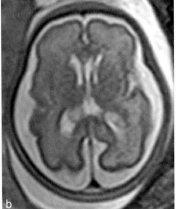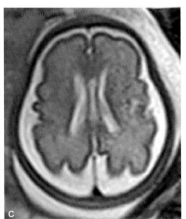

图 2.2 采用 HASTE 序列扫描获得胎儿大脑的轴位图像

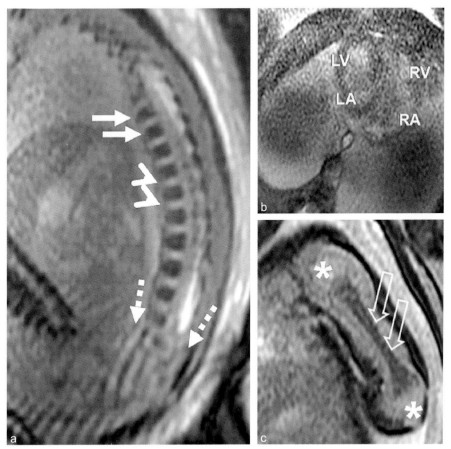

图 2.3　采用 true FISP 序列扫描所得的 32 周胎儿脊柱矢状位图像（a）、胎儿心脏轴位图像（b）和胎儿上臂部冠状位图像（c）。a. 椎体（实箭）和椎间盘（箭头）显示良好。骨盆区域可见带状伪影（虚线箭）。b. 可见心腔。c. 可清楚地显示肱骨干（空箭）和骨骺软骨（星号）

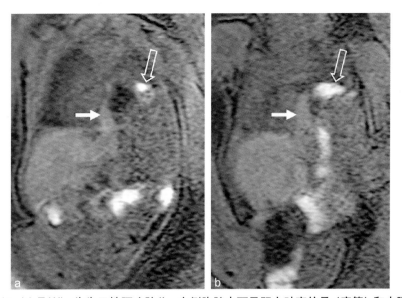

图 2.4　冠状位（a、b）T₁WI，为先天性膈疝胎儿，左侧胸腔中可见肝左叶高信号（实箭）和大肠高信号（空箭）

2.1.4　梯度回波（GRE）序列 / 平面回波成像梯度回波（EPI GRE）序列

有助于确认出血和钙化（图 2.5）。梯度回波序列成像约需要 1.5 分钟，并且容易受到运动伪影的影响。这一问题可以通过使用超快速平面回波成像梯度回波序列来解决。

2.1.5　弥散加权成像（DWI），b 值为 0 和 700

DWI（b=700）有助于鉴别亚急性出血（图 2.6）和急性缺血，两者均表现为高信号。由于扫描时间相对较长，这些图像会出现运动伪影。另外，DWI 可以显示同卵双胞胎死亡后发生的急性脑梗死（图 2.7）。

弥散加权成像（b=0）类似于 T_2^* 图像，出血和钙化在此序列上呈低信号（图 2.8）。

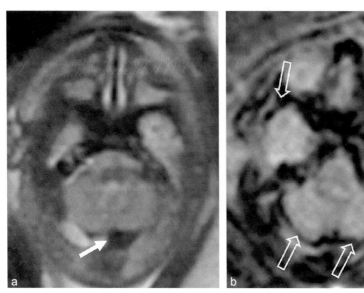

图 2.5　妊娠 34 周胎儿 T_2WI 轴位图像，使用 HASTE 序列采集（a）显示基底池蛛网膜下腔出血（实箭）。GRE 序列轴位像（b）证实蛛网膜下腔出血（空箭），并能较好地显示出血

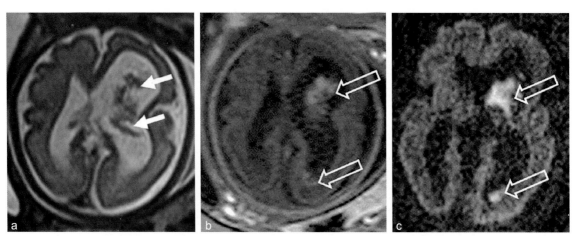

图 2.6　胎儿轴位 T_2 加权图像，使用 HASTE 序列（a）显示脑室内出血（实箭）。轴位 T_1 加权（b）和弥散加权（c）图像显示为高信号，诊断出血属于亚急性期（空箭）

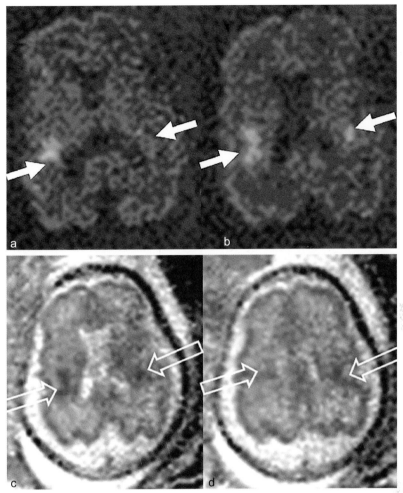

图 2.7　双胞胎中的一个胎儿死亡时轴位弥散加权成像（a、b），另一个胎儿为活胎，显示为急性脑梗死（实箭）。
ADC 图像（c、d）显示这些病变（空箭）的弥散功能受限

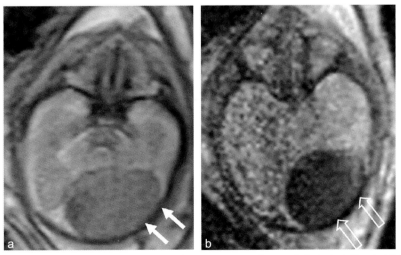

图 2.8　使用 HASTE 序列采集的胎儿轴位 T$_2$ 加权成像（a）显示胎儿硬脑膜窦畸形累及左侧横窦（实箭）。轴
位弥散加权成像 b 值为 0 时（b）显示病变呈低信号（空箭）

层厚在胎儿 MRI 序列中是可选的。就像 MRI 脊髓成像一样，它是一种重 T_2 加权序列，用于扫描整个胎儿，最好是在冠状位和矢状位。这一序列可以显示胎儿、胎儿脊柱（图 2.9）、肠环扩张、尿路扩张、囊性病变。

应用于胎儿成像的 MRI 序列汇总于表 2.1。

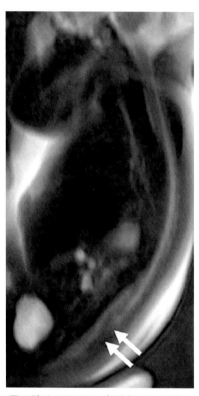

图 2.9　层厚胎儿 MRI 显示脊髓纵裂尾端栓系（实箭）

2.2　18 ～ 20 周胎儿影像

在一些国家，允许医疗终止妊娠的时间是截至妊娠 20 周。在这种情况下，临床医师会在超声检查后胎龄 18 ～ 20 周行胎儿 MRI 检查，以明确胎儿是否存在某些畸形并决定下一步诊疗计划。通过 MRI 详细检查方案可以克服诸多不足。例如，在感兴趣区域选择合适线圈和较高通道线圈可提高信噪比，使用并行采集成像可以缩短扫描时间，提高图像分辨率，特异性吸收率也会降低。使用小

视野引起的混叠可以通过采样和（或）改变相位编码与频率编码方向来改变。但是，产科临床医师需要注意，因为某些异常（如小头畸形、脑室扩张、感染）是在妊娠中期或晚期才能更好诊断。将来，更高通道的线圈和先进的 MRI 扫描技术能够提高妊娠期间胎儿 MRI 扫描的质量。

2.3　胎儿体积测量

基于 MRI 可以计算胎儿的体积和体重。通常用 MRI 来计算大脑和肺的体积，还可用其估算胎儿体重以研究胎儿生长受限。

2.4　动态成像

稳态自由进动电影序列可用于评估胎儿肢体运动、吞咽动作、膈肌运动和心脏运动。

2.5　胎儿 MRI 伪影

2.5.1　运动伪影

胎儿运动、母体呼吸（图 2.10）及较小程度的母体肠道蠕动和动脉搏动均可能产生运动伪影。然而，HASTE 图像是以每幅图像

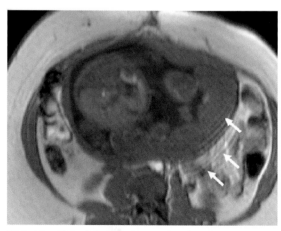

图 2.10　孕妇腹部轴位 T_1WI 显示由于孕妇呼吸引起的"运动伪影"（实箭）

不到 1 秒的速度采集成像，即使胎儿运动也能扫描出高质量的图像。

2.5.2　整体运动（牵连运动）

扫描时整体运动会导致整个图像模糊，相位编码方向的错误选择会导致重影的产生。可以通过嘱咐孕妇保持不动和（或）进行浅呼吸以减少伪影。

2.5.3　流体运动

当扫描部位存在流体运动时会出现此伪影。这会导致流体显示为流空信号。它是在获取信号之前，由于在扫描层面的射频脉冲

激发的质子自旋改变位置而产生的（图 2.11）。由于胎儿成像是用单次激发序列进行的，轻微的胎儿运动会导致几个层面上产生伪影。如果胎儿持续运动，就会在多个层面上产生伪影，需要重复扫描这个序列。

2.5.4　结构的非可视化 / 结构的重复可视化

如果胎儿在扫描序列中移动，且移动部位超出了成像平面，则可能无法可视化已移出成像平面的结构。相反，如果扫描时一个结构在成像平面内移动，则可以在图像上多次看到该结构（图 2.12）。

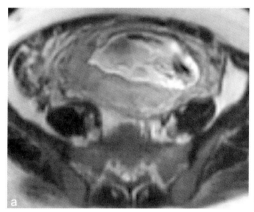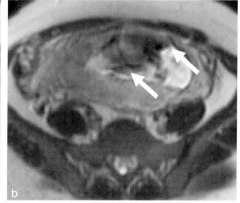

图 2.11　孕妇盆腔轴位 T$_2$WI（a、b）显示液体运动伪影（实箭）

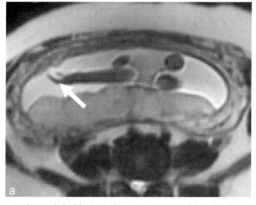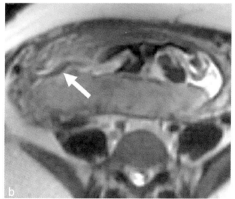

图 2.12　孕妇下腹部轴位图像（a）和骨盆轴位图像（b）显示，由于胎儿运动，胎儿手部图像下方层面中出现胎儿手部重叠影（实箭）

2.5.5　卷褶伪影

当选择了一个小的视野，位于该视野之外的解剖结构"回绕"到图像的相反一侧时，就会出现这种伪影。这种伪影可以通过增加视野包全解剖结构或通过使用"相位过采样"来消除。但增加视野会导致空间分辨率下降。

2.5.6　磁敏感伪影

当主磁场中存在磁场不均匀时会出现磁敏感伪影，导致几何形状的局部扭曲或图像强度变形。磁敏感伪影在 HASTE 序列中很少见，但在 true FISP 序列中很常见。可以通过改善磁场均匀性、降低回波时间和增加带宽来减少该伪影。

2.5.7　部分容积伪影

当两种不同的组织恰好在一个层面内，生成的图像是这两个组织的平均值时，就会产生部分容积伪影。可以通过扫描更薄的层面或与从其他正交面获得的图像进行校正来消除该伪影。

2.5.8　Gibbs 环状伪像（截断伪影）

它被视为平行于物体两侧的明暗线交替出现，它会随着距离的增加而逐渐消失。这种伪影可以通过增加矩阵大小或使用滤镜来减少。但是，增加矩阵人小会增加扫描时间，而使用滤镜会降低图像分辨率。

2.5.9　射频（RF）干扰

当磁体外部的异常射频信号在数据接收过程中被吸收时就会出现这种伪影。其特征是在相位编码方向上呈宽线条（图 2.13）或信号强度非常高的区域。通过确保 MRI 扫描仪房间门完全关闭并关闭扫描仪房间内的任何外部设备可以消除这种伪影。如果该伪影没有被消除，可以与供应商的服务团队联系。

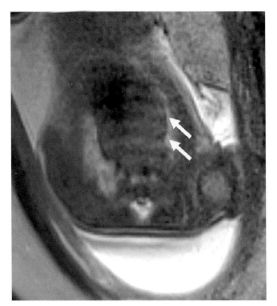

图 2.13　胎儿胸部轴位 T_2WI 显示因射频干扰而出现平行的条带伪影（实箭）

2.6　3T 磁共振成像

3T MRI 的优势是高场强、高通道线圈和 3T 系统固有的高级软件。这在临床实践中可转化为更高的信噪比（SNR）和更短的扫描时间。但同时，在使用 3T 系统时，除增加特异吸收率（SAR）外，还会出现一些伪影。一些专家建议修改序列参数以减少伪影。这包括轻度增加重复时间，减小视野，同时保持矩阵数值与 1.5T 系统相同。

射频场不均匀和驻波伪影（介电共振伪影）就像孕妇饮酒一样，可能是由高场强和成像时大视野造成的。减少这些伪影的一些方法包括使用介电衬垫或射频缓冲，使用多通道传输身体线圈，以及与激发射频匀场同时使用并行采集。

为了减少与磁敏感相关的伪影，建议对扫描参数进行调整，如改变读出方向、实施并行采集和使用更短的回波。

2.7 磁共振波谱成像

由于采集时间长，磁共振波谱（MRS）在临床上的应用受限，但正在逐步开展。Girard 等研究成果表明，在孕妇口服氟硝西泮进行胎儿镇静后可行 MRS 检查。检查采用单体素波谱序列（PRESS），具有长和短的回波时间（135 毫秒和 30 毫秒），选择 20mm × 15mm × 15mm 的体素大小，并在半卵圆中心定位。随着胎龄的增加，N- 乙酰天冬氨酸（NAA）增加，肌酸、胆碱和肌醇减少。在胎儿生长受限中，NAA 可能减少，乳酸增加。MRS 具有诊断子宫内代谢障碍性疾病的功能。也可以在妊娠晚期进行 MRS 检查，如当胎头进入骨盆时。可以通过修改序列参数以缩短扫描时间，但这也会导致信噪比的降低。

2.8 弥散张量成像

由于扫描时间较长，胎儿弥散张量成像（DTI）更多的是作为一种研究工具。很少有研究关注 DTI 在研究子宫内神经纤维束的潜力。在最近一项对 24 例胎儿的研究中，采用持续不到 2 分钟的专用 DTI 序列扫描联络纤维束。联络纤维束是连接同一半球内皮质区域的白质束。基于 DTI 的神经纤维束示踪成像是评估宫内白质损伤的潜在工具。

2.9 引产尸体磁共振成像

这一非侵入性 MRI 检查可以对胎儿宫内死亡原因和相关发育异常提供影像依据，是传统尸检的替代方法。MRI 检查比传统的尸检更容易被一些家庭接受。相对于胎儿尸体组织自溶会影响详细的神经病理检查，MRI 检查可以提供更重要的信息。但 MRI 的局限性是它不能提供组织学细节，可以通过扫描多个部位获得更多的活组织检查来解决。MRI 可以在胎儿死亡后娩出前立即扫描，用于确定宫内死亡的原因。另一个限制是能开展该项业务的中心较少，受过这方面培训的放射科医师也很少。

（钟 鸣 译 刘新峰 王荣品 审校）

第 3 章

胎儿中枢神经系统的胚胎学和正常表现

随着医学各亚专科的进步，人们可以更加深入地了解中枢神经系统（CNS）的发育。先天性中枢神经系统畸形的发生可能是由于胚胎基因的自发突变、遗传基因缺陷，或母体感染，接触毒素、药物或创伤对胎儿造成的损害。高分辨率成像技术和基因分析技术的出现彻底改变了畸形的诊断方法，医师能够确定一些先天性畸形的特定基因缺陷。中枢神经系统畸形可根据胚胎发育或所涉及的器官或区域进行分类。

3.1 中枢神经系统的正常发育

在讨论各种异常之前，首先简要回顾中枢神经系统的正常发育。

3.1.1 诱导期

在早期胚胎中会形成 3 个细胞系：外胚层、中胚层和内胚层。很快，从外胚层（诱导后）发育出一个独立的细胞系，形成神经外胚层。到第 3 周形成一个增厚的结构，称为神经板。

3.1.2 背侧诱导期

妊娠 3～5 周，在初级神经胚形成的过程中，神经板经过折叠沿其整个长度形成神经管。这种初级神经胚负责形成脑和脊髓区域并到达 S_2 水平。神经管最初两端开放形成神经孔，随后通过拉链过程闭合。如果这些开口不能闭合，就会导致神经管缺陷。在神经管闭合过程中，表皮细胞形成皮肤的外胚层。随后，神经管通过分裂过程与表层外胚层分离。

次级神经胚形成 这一过程使得脊髓在尾端抵达 S_2 水平。被称为"尾芽"或"尾细胞团"的全能中胚层细胞凝聚形成神经管，接着围绕管腔重组，并与最初由初级神经胚形成的神经管相连。尾端细胞群经过退化、分化形成脊髓圆锥、终室、终丝及骶骨和尾骨的大部分。

背侧诱导期出现的重要异常情况见表 3.1。

表 3.1　背侧诱导期畸形

畸形	病理机制	发病时间
原发性神经管异常（妊娠 3～4 周）		
颅脊柱裂畸形	大脑和脊髓不同程度裂开	第 3 周
无脑畸形	神经管头端闭合不全	第 4 周
脊髓裂	神经管后端闭合不全	第 4 周

畸形	病理机制	发病时间
脑膨出	神经管前侧闭合不全导致脑组织膨出	第 4 周
脊髓脊膜膨出	神经管背侧闭合不全导致脊髓神经内容物膨出	第 4 周
Chiari 畸形（小脑扁桃体下疝畸形）	脑干和小脑异常下降（下降至枕骨大孔以下、颈椎管内）	第 4 周
脂肪脊髓脊膜膨出	神经管后部闭合失败，皮下脂肪瘤与神经基质相连	第 4 周
继发性或隐匿性神经胚发育不良（妊娠第 4 周至产后）		
脊髓囊状膨出	脊髓中央管囊状扩张，向后疝出	第 4 周
脊髓纵裂 / 双脊髓	脊髓纵向分裂或脊髓重复	第 4 ～ 5 周
脑脊膜膨出	由于后部神经管闭合失败，脑膜通过颅骨膨出或脊膜通过脊柱的缺损膨出	第 4 ～ 5 周
伴或不伴有皮样瘤的皮毛窦	缺乏"分裂"过程导致窦管连接皮肤凹陷处至硬膜囊、圆锥或脊髓中央管	第 3 ～ 5 周
脊髓栓系综合征 / 脊髓终丝紧张综合征	与多种脊髓神经管闭合不良有关，表现为脊髓末端低位	第 4 ～ 5 周
脊髓前侧发育不良	神经管前部闭合不全导致神经组织 / 脑膜膨出	第 4 ～ 5 周
尾端退化综合征	脊索形成异常	第 4 ～ 7 周

3.1.3　腹侧诱导期

这一阶段发生在妊娠 5 ～ 10 周。从神经管的头部分化出 3 个初级囊泡，即前脑、中脑和菱脑，随后分别分化形成前脑、中脑和后脑（图 3.1）。前脑进一步分化形成端脑和间脑，它们分别发育成大脑和丘脑。视基板也与前脑同时发育，并于 1 周后形成嗅泡。这一阶段的任何损伤不仅会影响脑泡的发育，还会影响面部骨骼、眼眶和鼻的发育。常见的前脑腹侧诱导畸形有：①无脑畸形；②全脑畸形；③隔膜发育不全 / 视 - 隔发育不良；

④胼胝体异常发育；⑤嗅觉发育不全。

菱脑分化为后脑(后脑发育为脑桥和小脑)和髓脑（髓脑发育为延髓）。神经管的尾部发育形成脊髓。第 8 章将详细讨论菱脑的畸形。

3.1.4　增殖、迁移和重组

神经管内的背侧细胞迁移形成了周围神经系统的大部分。细胞在神经管内增殖，随后迁移到正确的位置。邻近神经管管腔（未来的脑室结构）的区域称为胚胎生发基质，其中含有神经元、星形胶质细胞和少突胶质细胞的前体 - 神经干细胞。神经元前体细胞

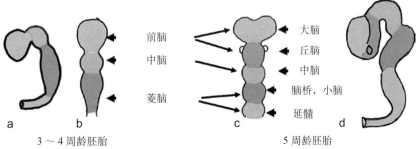

图 3.1　3 个初级囊泡发育示意图：脑神经管发育出前脑、中脑和菱脑（a、b），并分别分化形成前脑、中脑和后脑（c、d）

以放射状方式迁移到最终位置，形成大脑皮质6层结构。随后，每个细胞系都会按照特定的位置进行重组、轴突生长和突触形成，以便执行特定的功能。

细胞增殖异常可能导致神经元过多、过少或形成异常神经元。这可能导致异常现象，如巨脑畸形、半侧巨脑畸形、小头畸形和局灶性皮质发育不良。

神经元移行异常可导致多种畸形，如神经元迁移停止时形成无脑回畸形，或神经元聚集在异常位置时形成的灰质异位。神经元移行后发育异常可导致多小脑回畸形、精神分裂症，以及Ⅰ型和Ⅲ型局灶性皮质发育不良。

3.2 正常胎儿脑部的 MRI 表现

胎儿脑部的 MRI 表现需要与临床病史或超声检查获得的胎龄相关联。在中期妊娠的早期，幕上脑显示出3层模式（图3.2），即室管膜区/生发基质（由于神经元密度增加，T_2WI 呈低信号）、中间区（由于含水量增加，T_2WI 呈高信号）和皮质板（T_2WI 呈低信号）。在妊娠中期，胚胎生发基质神经元由脑室壁向外周迁移，至妊娠24～28周时形成5层模式。从内到外的5层结构分别是脑室区/生发基质（T_2WI 呈低信号）、室周区（T_2WI 呈高信号）、中间区（T_2WI 呈低信号）、皮质下区（T_2WI 呈高信号）和皮质区（T_2WI 呈低信号）。这些区域在 T_2WI 上显示最为清晰（图3.3）。随后，多层模式逐渐成熟，形成典型的出生后大脑外观。

随着胎龄的增长，脑沟逐渐出现。直到第23周，胎儿大脑表面光滑，仅有少量浅沟（图3.4，图3.5）。MRI 显示的脑沟比病理学描述的要滞后2～4周。大脑外侧裂（Sylvian 沟）在第18周开始出现，在 MRI 上显示为钝角，到第25周时发展为锐角（图3.4，图3.6）。第22～23周可见枕顶沟和距状沟，第25～26周时可见扣带沟，第27周时可见

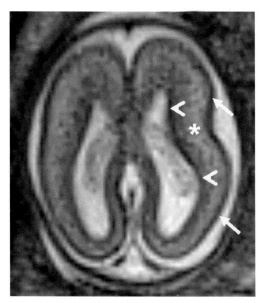

图 3.2　妊娠21周胎儿的轴位 T_2WI 显示从内到外3层：生发基质（箭头）、中间区（星号）和皮质板（实箭）

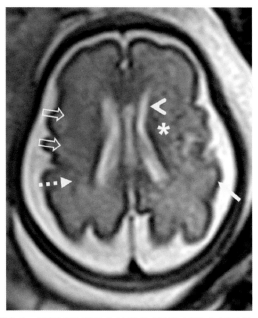

图 3.3　妊娠29周胎儿的轴位 T_2WI 显示5层结构：生发基质（箭头）、室周区（星号）、中间区（虚线箭）、皮质下区（空箭）和皮质区（实箭）

中央沟，第27～29周时可见大脑凸面脑沟（图3.7～图3.12）。在整个妊娠期，覆盖脑凸面的蛛网膜下腔出现轻度扩张，第21～26周时最为明显。

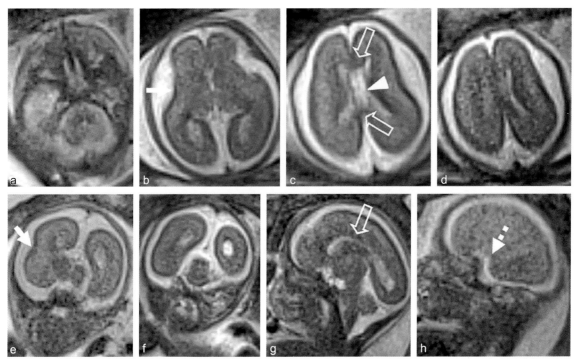

图 3.4　a～d. 分别为妊娠 20 周胎儿小脑、第三脑室、透明隔腔和半卵圆中心水平的轴位 T₂WI；e、f. 蝶鞍和枕叶水平的冠状位图像；g、h. 中线和矢状窦旁水平的矢状位图像。可见外侧裂（实箭）、透明隔（箭头）、胼胝体（空箭）和外侧沟（虚箭）

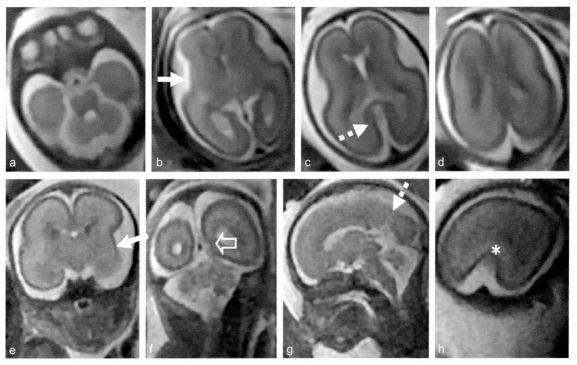

图 3.5　a～d. 分别为妊娠 22 周胎儿在小脑、第三脑室、透明隔腔和半卵圆中心水平的轴位 T₂WI；e、f. 蝶鞍、枕叶水平的冠状位 T₂WI；g、h. 中线和矢状窦旁水平的矢状位 T₂WI。可见外侧裂（实箭）、枕顶裂（虚箭）、外侧沟（星号）和距状裂（空箭）

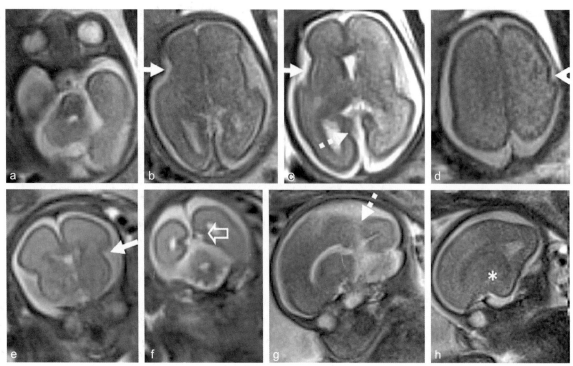

图 3.6 　a ~ d. 分别为妊娠 24 周胎儿小脑、第三脑室、透明隔腔和半卵圆中心水平的轴位 T_2WI；e、f. 蝶鞍、枕部水平的冠状位 T_2WI；g、h. 中线和矢状窦旁水平的矢状位 T_2WI。可以识别外侧裂（实箭）、顶枕裂（虚箭）、外侧沟（星号）、中央沟（箭头）和距状裂（空箭）

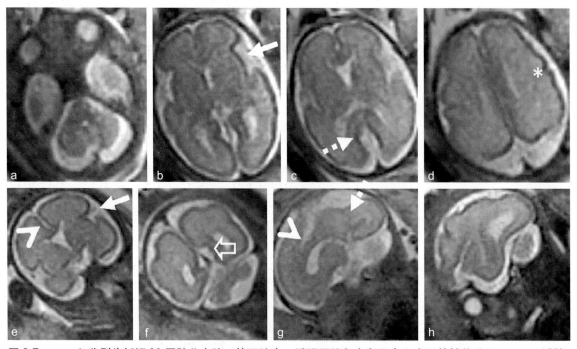

图 3.7 　a ~ d. 分别为妊娠 26 周胎儿小脑、第三脑室、透明隔腔和半卵圆中心水平的轴位 T_2WI；e、f. 蝶鞍、枕部水平的冠状位 T_2WI；g、h. 中线和矢状窦旁水平的矢状位 T_2WI。可以识别外侧裂（实箭）、顶枕裂（虚箭）、中央沟（星号）、距状裂（空箭）和扣带沟（箭头）

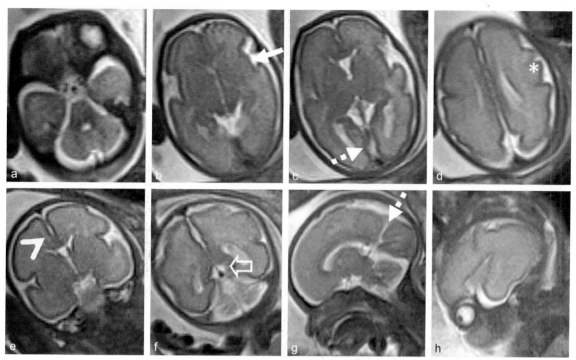

图 3.8　a ～ d. 分别为妊娠 28 周胎儿小脑、第三脑室、透明隔腔和半卵圆中心水平的轴位 T$_2$WI；e、f. 蝶鞍、枕部水平的冠状位 T$_2$WI；g、h. 中线和矢状窦旁水平矢状位 T$_2$WI。可以识别外侧裂（实箭）、顶枕裂（虚箭）、中央沟（星号）、距状裂（空箭）和扣带沟（箭头）

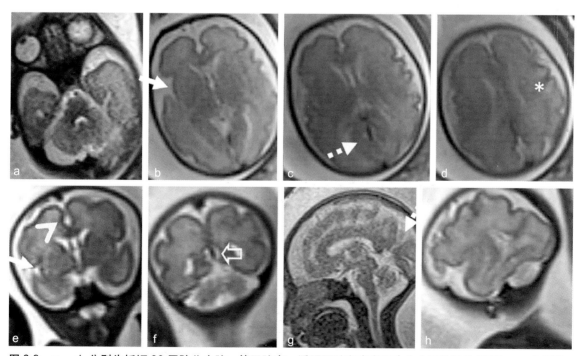

图 3.9　a ～ d. 分别为妊娠 30 周胎儿小脑、第三脑室、透明隔腔和半卵圆中心水平的轴位 T$_2$WI；e、f. 蝶鞍、枕部水平的冠状位 T$_2$WI；g、h. 中线和矢状窦旁水平矢状位 T$_2$WI。可以识别外侧裂（实箭）、顶枕裂（虚箭）、中央沟（星号）、距状裂（空箭）和扣带沟（箭头）

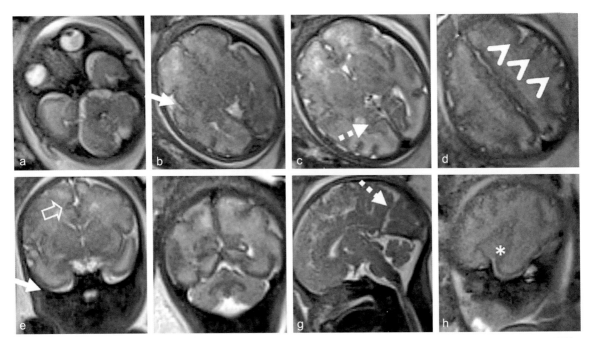

图 3.10　a～d. 分别为妊娠 32 周胎儿小脑、第三脑室、透明隔腔和半卵圆中心水平的轴位 T_2WI；e、f. 蝶鞍、枕部水平的冠状位 T_2WI；g、h. 中线和矢状窦旁水平的矢状位 T_2WI。可以识别外侧裂（实箭）、顶枕裂（虚箭）、外侧沟（星号）、扣带沟（空箭）和皮质沟（箭头）

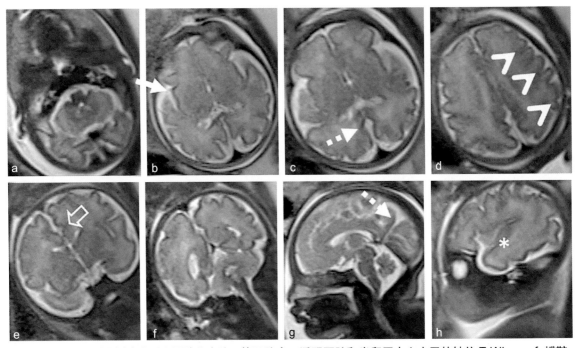

图 3.11　a～d. 分别为妊娠 34 周胎儿小脑、第三脑室、透明隔腔和半卵圆中心水平的轴位 T_2WI；e、f. 蝶鞍、枕部水平的冠状位 T_2WI；g、h. 中线和矢状窦旁水平的矢状位 T_2WI。可以识别外侧裂（实箭）、顶枕裂（虚箭）、外侧沟（星号）、扣带沟（空箭）和皮质沟（箭头）

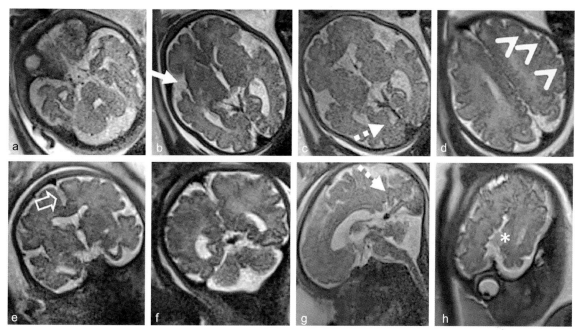

图 3.12　a ～ d. 分别为妊娠 36 周胎儿小脑、第三脑室、透明隔腔和半卵圆中心水平的轴位 T₂WI；e、f. 蝶鞍、枕部水平的冠状位图像；g、h. 中线和矢状窦旁水平的矢状位图像。可以识别外侧裂（实箭）、顶枕裂（虚箭）、外侧沟（星号）、扣带沟（空箭）和皮质沟（箭头）

胼胝体在第 8 ～ 19 周发育，从前方的膝部开始，直到后方的压部，嘴部最后发育。在第 19 ～ 20 周时达到最终形态（图 3.4）。胎儿脑室在妊娠过程中也会发生变化。在妊娠早期，由于脑实质体积相对较小，脑室系统相对突出。正常侧脑室的宽度在第 15 ～ 35 周保持不变（≤ 10mm）（图 3.13），随后开始减小。

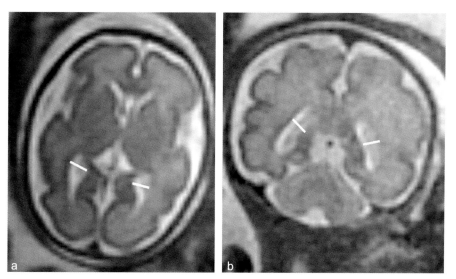

图 3.13　正常妊娠 31 周胎儿大脑的轴位（a）和冠状位（b）T₂WI 显示了测量侧脑室宽度的方法

髓鞘形成通常发生在出生后。然而，胎儿的某些结构可出现轻度髓鞘化，在 T_1WI 上呈高信号，在 T_2WI 上呈低信号。在第 20 周时，脑干后部可见一些髓鞘化。第 27 周时，小脑蚓部、小脑中脚和基底节中部可出现一些髓鞘化。到第 33 ～ 36 周，内囊后肢和苍白球也可见髓鞘化（图 3.11b、c，图 3.12b、c）。

3.3　正常胎儿脊柱的 MRI 表现

脊柱发育包括 3 个胚胎阶段。

- 原肠胚形成（胚胎发育的第 2 ～ 3 周）。多功能干细胞分化形成 3 个胚层：外胚层、中胚层和内胚层。外胚层发育形成皮肤和神经系统。

- 初级神经胚形成（胚胎发育的第 3 ～ 4 周）。脊索和上覆的外胚层形成神经板。神经板折叠形成神经管，神经管以拉链的方式双向闭合。

- 次级神经胚形成（胚胎发育的第 5 ～ 6 周）。次级神经管由尾端细胞群形成，最终形成脊髓圆锥和终丝，这一过程称为退行性分化。

胎龄第 13 ～ 18 周，脊髓圆锥位于 L_4 水平或 L_4 尾部。由于脊柱生长相对较快，因此脊髓圆锥水平逐渐升高。出生时，脊髓圆锥位于 L_2 上方（图 3.14）。胎儿脊柱的检查应从三维层面显示，在矢状位层面上，脊柱呈平行轮廓，在胎儿头侧方向增宽，在骶骨区域逐渐变细。在 T_2WI 上，椎体呈低信号，椎间盘呈高信号（图 3.15）。在胎龄第 22 周之前，骶骨不会完全骨化。在骶骨未完全显像的可疑病例中，当母亲患有糖尿病或胎儿有发生神经管缺陷的高风险时，需要在第 24 周或之后重复影像学检查。以第 12 肋骨为标志，在超声成像上很容易对脊椎骨计数。然而，在 MRI 上，最后一个明亮的椎间隙被认为是 L_5 ～ S_1 间隙，以此为基础可对脊椎骨计数。

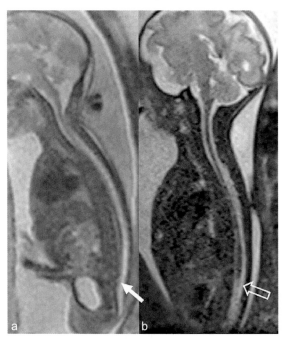

图 3.14　a. 妊娠 21 周胎儿的矢状位 T_2WI 显示正常的脊髓末端在下腰椎区域（实箭）；b. 29 周胎儿矢状位 T_2WI 显示正常脊髓末端位于腰椎中部区域（空箭）。骨性脊柱呈平行轮廓

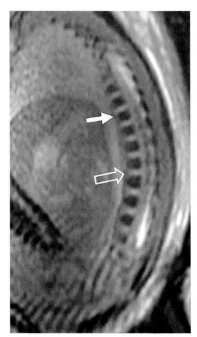

图 3.15　使用 true FISP（真稳态自由进动快速成像）序列获得的矢状位图像显示低信号的椎体（实箭）和高信号的椎间盘（空箭）

虽然超声成像是识别脊柱畸形的主要影像学方法，但 MRI 也是重要的辅助诊断工具。超声检查可能会因胎儿体位而受到限制，例如，当胎儿脊柱位于后方或胎儿背部靠近胎盘或子宫壁时。同时，羊水过少和母体体型过胖可能进一步限制图像细节的显示。此时，MRI 因其高对比度分辨率可为临床诊断提供更多信息。

（田　冲　译　张牡丹　王荣品　审校）

第 4 章

脑中线结构异常Ⅰ：透明隔和胼胝体异常

4.1 透明隔异常

胚胎学与正常的透明隔

在妊娠 5 ～ 10 周，从神经管的颅脑部分化出 3 个初级囊泡，即前脑、中脑和菱脑。它们分别通过腹侧诱导形成前脑、中脑和后脑。前脑进一步分化为端脑和间脑，进而分别发育为大脑和丘脑。卵裂和中线发育也发生在前脑。不能形成端脑会导致无脑畸形。卵裂失败会导致前脑无裂畸形谱系疾病，中线发育不良则导致透明隔缺如和胼胝体异常。

在妊娠 18 ～ 37 周，当双顶径介于 44 ～ 88mm 时，透明隔为侧脑室之间的两层膜样

组织。由于两层膜之间有一含有液体的腔隙，因此被称为透明隔腔（CSP）或第五脑室。其在妊娠 10 ～ 12 周时开始发育，17 周时发育成熟。CSP 直径为 2 ～ 10mm，并随着胎龄从 19 周开始增加，在 28 周达到高峰（图 4.1）。一般来说，在妊娠 6 个月后，小叶开始从后向前闭合。37 周后，腔内液体被吸收，透明隔呈现为一层单薄的膜。很少有空腔持续到成年，透明隔腔体积很小，横径不超过 4mm。胎儿透明隔腔的前后长度与胼胝体的长度成正比。然而，在透明隔发育不良的情况下，可以出现正常的胼胝体伴透明隔腔缺如的情况。关于透明隔腔的超声测量可参考 Jou 等的文献研究。临床常见的透明隔腔异常

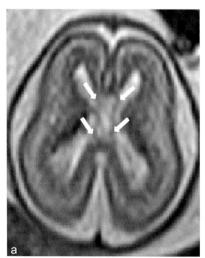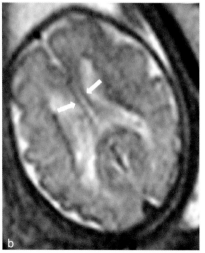

图 4.1　轴位 MRI 显示透明隔腔正常：妊娠 20 周（a）和妊娠 31 周（b）

见图 4.2。

4.1.1　透明隔缺如

透明隔部分或完全缺如可能是发育异常，也可能是其他损伤性过程的继发性改变。

发病率：（2 ～ 3）/100 000。

4.1.1.1　发病机制和遗传学

A. 发育型：相关疾病，如前脑无裂畸形（HPE）、视 - 隔发育不良、胼胝体发育不全、脑裂畸形。

B. 获得型：由积水性无脑畸形和先天性脑积水引起。

4.1.1.2　影像学特征

● 透明隔缺如，侧脑室两前角间相互连通的透明隔腔缺失（图 4.3）。

● 侧脑室前角呈方形。

● 侧脑室前角指向下。

● 有时穹窿 - 大脑内静脉可能会出现"假隔膜"外观，可以通过观察冠状位片来解决。

4.1.1.3　鉴别诊断

- 视 - 隔发育不良：除透明隔缺如外，还伴有视交叉 / 视神经或眼球的发育不良。然而，视觉通路受累可能很难在产前显示。

- 透明隔腔狭窄：横径小于 2mm，与轴位图像相比，冠状位图像更容易显示透明隔腔。

4.1.1.4　预后

透明隔缺如为孤立性时，其预后通常较好（> 75%）。

少数案例中新生儿可能出现出生后行为改变、学习困难、癫痫发作和视力下降等问题。

4.1.2　视 - 隔发育不良

同义词：de Morsier 综合征。

视 - 隔发育不良（SOD）的特征是透明隔缺如，视神经发育不良，伴或不伴有下丘脑 - 垂体功能障碍。

发病率：约为 1/50 000。

4.1.2.1　视 - 隔发育不良类型

A. 与脑裂畸形不相关

● 视觉传导通路严重受损。

● 可能存在下丘脑 - 垂体功能障碍，如其导致的激素缺乏或低血糖。

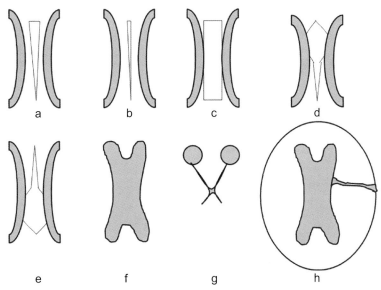

图 4.2　透明隔腔正常和异常示意图

a. 正常；b. 透明隔腔变窄；c. 透明隔腔增宽；d. 透明隔囊肿；e. 韦尔加腔囊肿（又称为第六脑室或穹窿腔）；f. 透明隔腔缺如；g. 视神经、视交叉和视束发育不良；h. 伴脑裂畸形的视 - 隔发育不良

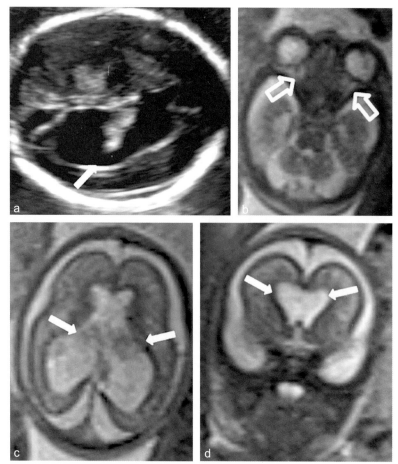

图 4.3　a. 妊娠 22 周胎儿的超声图像显示透明隔缺如和双侧侧脑室扩大。MRI 轴位图像（b）可见双眼球和视神经（空箭），轴位（c）和冠状位（d）图像证实透明隔缺如，侧脑室扩张，双侧侧脑室相互交通（实箭）

* 嗅球缺失（Kallmann 综合征）。

B. 与脑裂畸形相关（视 - 隔发育不良并发其他脑部异常）

* 视觉通路影响较轻。

* 脑皮质异常，如多小脑回畸形和脑皮质发育不良。

4.1.2.2　影像学特征

* 透明隔缺如：侧脑室前角呈方形，相互交通并指向下（图 4.4）。可伴有脑裂畸形（图 4.5）。

* 垂体发育不全导致激素缺乏或低血糖，有时可见漏斗部缺如和垂体后叶异位。

* 视交叉 / 视神经和眼球发育不全。22 周和 36 周的视神经鞘直径分别约为 1.2mm 和 2.6mm。在妊娠晚期，视神经在高信号的眼

眶脂肪背景下表现为低信号线性结构。视神经厚度约等于眼外肌厚度。

4.1.2.3　相关疾病

* 小脑融合。

* 小脑扁桃体下疝畸形（Chiari Ⅱ 型畸形）。

* 中脑导水管狭窄。

4.1.2.4　鉴别诊断

* 脑叶型前脑无裂畸形：视觉通路不受累伴大脑前动脉向前移位。胎儿 MRI 可诊断。

* 单纯透明隔缺如。

* 胼胝体缺如。

4.1.2.5　预后

虽然有些视 - 隔发育不良患儿智力正常，但其他患儿依然会有学习障碍并表现出发育

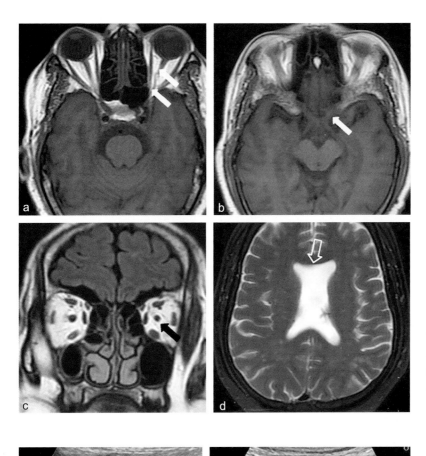

图 4.4　成人视 - 隔发育不良病例。T₁ 轴位（a、b），FLAIR 冠状位（c）图像显示左侧视神经发育不良（实箭）。T₂ 轴位（d）图像显示透明隔缺如（空箭）

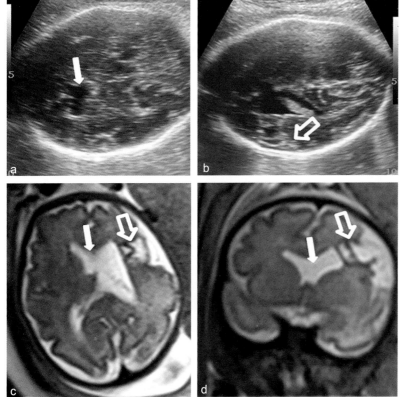

图 4.5　妊娠 31 周胎儿脑部超声图像显示透明隔腔缺如（a）和左前区皮质异常（b）（空箭）。MRI 轴位（c）和冠状位（d）图像进一步证实视 - 隔发育不良伴唇状脑裂穿通畸形（空箭）

迟缓。他们可伴有视力障碍、癫痫发作或神经系统问题。

4.1.2.6 治疗

出生后进行临床和影像学评估。需要时给予支持性治疗、对症治疗和物理治疗。

4.1.3 透明隔腔狭窄

当透明隔腔的横径小于 2mm 时，称为透明隔腔狭窄。通常在超声图像上无法显示透明隔腔时，可通过胎儿 MRI 进行诊断（图 4.6）。当透明隔腔狭窄为单发病变时预后良好。

鉴别诊断　透明隔发育不良。

4.1.4 透明隔腔扩大

当透明隔腔的横径大于 10mm 时，称为透明隔腔扩大（图 4.7）。当透明隔腔扩大在胎儿中为单发病变时，多数患儿预后良好。

罕见的是，该病与三体综合征有关，可能需要进行遗传学检查。然而，婴儿期后仍存在宽大的透明隔腔，与智力迟钝、发育迟缓和精神障碍（精神分裂症）有关。

鉴别诊断　第三脑室扩大、Galen 静脉畸形和透明隔囊肿。

4.1.5 透明隔囊肿

透明隔囊肿容易与透明隔腔扩大相混淆，但前者可表现出一定的占位效应。有时 Monro 孔被阻塞，导致双侧侧脑室扩张。它们通常在产后影像学检查中偶然发现。透明隔囊肿罕与头痛、晕厥、呕吐、视盘水肿、认知功能障碍、行为障碍和视觉异常有关。

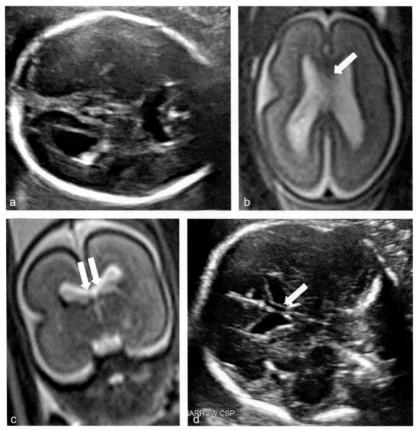

图 4.6　a. 妊娠 23 周胎儿脑部的超声影像（US），显示透明隔腔缺失；MRI 轴位图像（b）和冠状位图像（c）显示透明隔腔狭窄，宽度为 2mm（箭头所示），并在 28 周的随访超声（d）中得到证实

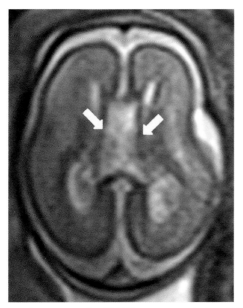

图 4.7　妊娠 20 周胎儿的轴位 MRI 显示透明隔腔扩大

当它们产生明显的占位效应或神经系统紊乱时，需要进行手术治疗。很少有自发性消退的病例报道。

鉴别诊断　透明隔腔扩大、大脑半球间囊肿。

4.1.6　韦尔加腔（cavum vergae，CV，第六脑室）及韦尔加腔囊肿

透明隔的后部延伸称为韦尔加腔。它位于胼胝体压部的前方及胼胝体穹窿柱的上方。有时它可能表现为一个矩形的囊肿，外缘凸起，并产生占位效应（图 4.8）。

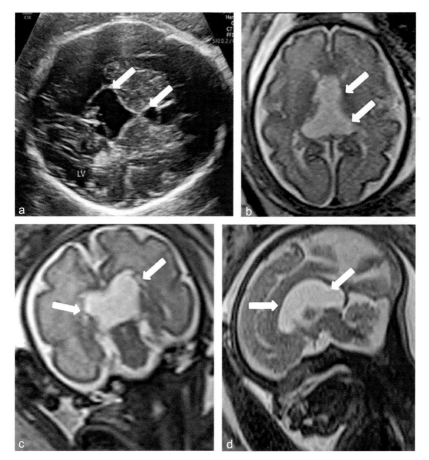

图 4.8　妊娠 31 周胎儿大脑超声检查（a）显示透明隔（韦尔加腔）囊肿（实箭）；轴位（b）、冠状位（c）和矢状位（d）MRI 进一步证实了诊断。此胎儿接受了保守治疗

4.1.7 中间帆腔及囊肿

中间帆腔是一个位于胼胝体压部及穹窿柱下方的三角形空间。少数情况下，它可能显示为顶部指向前的三角形囊肿（图 4.9）。

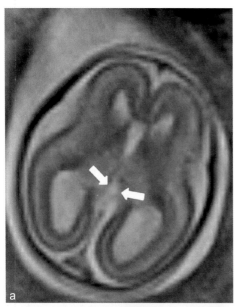

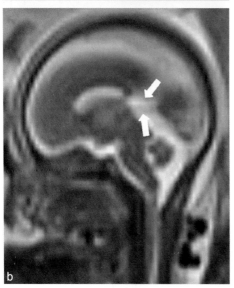

图 4.9 妊娠 20 周胎儿 MRI 图像。轴位（a）、矢状位（b）MRI 图像显示脑胼胝体压部下方的囊肿（实箭）——中间帆腔囊肿

4.2 胼胝体异常

4.2.1 胼胝体的胚胎学和正常结构

胼胝体是连接两侧大脑半球的重要连接体。胼胝体由 4 个部分组成：嘴部、膝部、体部和压部。胼胝体是从妊娠第 6 周左右的连合板发育而来的。随后，神经纤维从一侧大脑半球交叉到另一侧大脑半球。在第 8 ～ 14 孕周，胼胝体前体和双侧大脑皮质纤维发育并形成胼胝体。胼胝体的发育从前部的胼胝体膝开始，逐渐向后延伸至压部，而嘴部是最后发育的部分。胼胝体的最终形态在第 19 ～ 20 孕周形成（图 4.10）。胼胝体的髓鞘化发生在出生后，并在青春期完成。

4.2.2 发病机制

胎儿胼胝体异常（CCA）可能由遗传因素、维生素缺乏、母体酒精摄入量、宫内感染、血管、代谢和未知因素引起。许多遗传性疾病都与胼胝体异常相关，包括多种 X 连锁性疾病、代谢紊乱和邻接基因缺失综合征。40%的胼胝体发育不良病例和 15% 的胼胝体发育异常病例中可能都存在综合征与遗传异常。

发病率：（0.5 ～ 70）/100 000。

4.2.3 影像学特征

胼胝体异常可以通过超声诊断，但必须选取与胼胝体平行的正中矢状位图像或从三维超声中获得矢状面的重建图像。MRI 则是一种补充的形态学检查方法，可以显示最小的胼胝体异常。通过 MRI 观察胎儿胼胝体时，重要的是要在 3 个平面上进行观察，以避免解读错误。MRI 同样被应用于相关异常方面的诊断，这将有助于患者咨询（图 4.10）。

胼胝体异常的表现类型包括胼胝体发育不全、胼胝体发育不良、胼胝体发育异常和胼胝体部分缺如。我们试图根据最新的分类将所有亚型都包括在图 4.11 中。

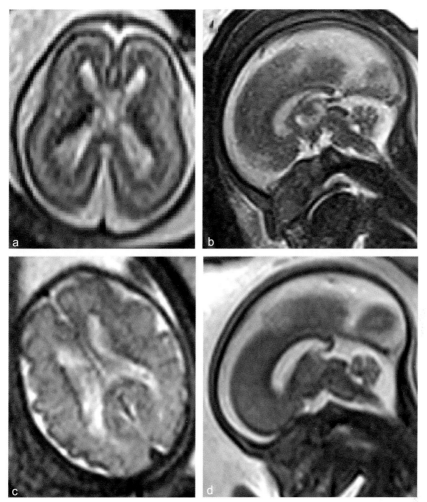

图 4.10　轴位（a）和矢状位（b）MRI 图像显示妊娠 20 周胎儿正常胼胝体。轴位（c）和矢状位（d）MRI 图像显示妊娠 31 周胎儿正常胼胝体

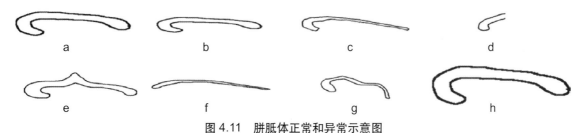

图 4.11　胼胝体正常和异常示意图

a. 正常；b. 弥漫性变薄胼胝体；c. 胼胝体后部缺如；d. 前部残留胼胝体发育不全；e. 胼胝体发育不良；f. 胼胝体发育不全与发育不良——条索型；g. 胼胝体发育不全与发育不良——扭结型；h. 巨大胼胝体

- 胼胝体发育不全
  - 弥漫性变薄
  - 后部缺如
  - 苹果核形
  - 前部残留
- 胼胝体发育不良
- 胼胝体发育不全与发育不良
  - 条索型

- 扭结型
- 胼胝体完全缺如
- 巨型胼胝体

4.2.3.1 胼胝体发育不全

胼胝体发育不全是指胼胝体呈弥漫性变薄或后部发育不良的情况。它有 3 种亚型：弥漫性变薄胼胝体、苹果核形胼胝体和前部残留胼胝体。透明隔腔的前后长度随着胼胝体长度的缩短而缩短。在胼胝体发育不全时透明隔腔长度与宽度的比值会降低，这是超声检查的一个重要标志。

- 弥漫性变薄胼胝体：在这种情况下，胼胝体的厚度均匀减小，但具有所有的解剖标志——嘴部、膝部、体部和压部。

- 后部缺失胼胝体：胼胝体后部（胼胝体体部或胼胝体压部）进行性缺失，后部缺损且前部缩短（图 4.12a）。

- 苹果核形胼胝体：胼胝体后部可收缩，类似苹果核（图 4.12b）。

- 前部残留胼胝体：在这种类型中，胼胝体大部分后部（即体部及压部）都会缺如（图 4.12c）。

4.2.3.2 胼胝体发育不良

胼胝体大小基本不变，但形状异常（图 4.12d）。

4.2.3.3 胼胝体发育不全与发育不良

胼胝体体积缩小，并伴有形状异常。包含两个亚型，即条索型胼胝体和扭结型胼胝体。

条索型胼胝体：该类型表现为均匀的细条状胼胝体，缺乏解剖学标志（图 4.12e）。

扭结型胼胝体：此类显示的胼胝体在一个或多个位置变薄并扭结（图 4.12f）。

4.2.3.4 胼胝体完全缺如

此种类型胼胝体表现为完全缺失（图 4.13）。未交叉的纤维沿着侧脑室的内上侧区域和大脑纵裂平行排列，形成 Probst 束。其他特征表现如下：

- 透明隔腔缺失。

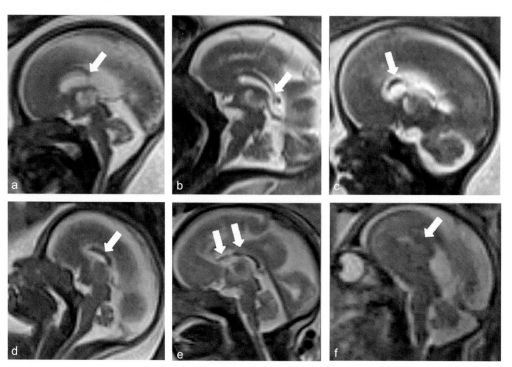

图 4.12　胼胝体异常的矢状位 MRI

a. 发育不全伴后部缺失；b. 发育不全——苹果核形；c. 前部残留胼胝体；d. 胼胝体发育不良；e. 胼胝体发育不全与发育不良——条索型；f. 胼胝体发育不全与发育不良——扭结型

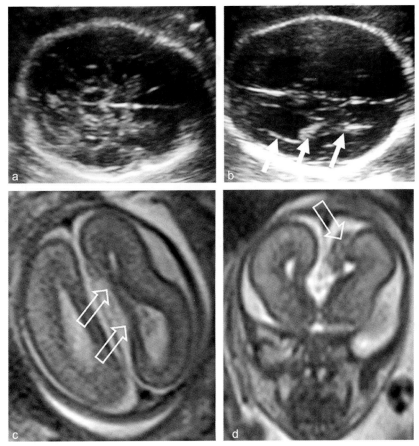

图 4.13　妊娠 20 周胎儿的超声图像显示侧脑室枕角扩大畸形（实箭）同时透明隔腔未见显示（a、b），倾向于胼胝体发育不全。轴位（c）和冠状位（d）MRI 图像证实了胼胝体发育不全。此外，左侧大脑半球可见脑沟异常（空箭）

- 第三脑室高位，向上开口进入大脑纵裂。
- 在正中矢状位 MRI 上，胼胝体缺如表现为大脑半球内表面围绕第三脑室的沟回呈放射状或轮辐状结构，而在半球的内侧面则表现为脑回和沟的明显凹陷。它可能与背侧囊肿的存在有关。
- 双侧侧脑室后角的不成比例扩张称为侧脑室枕角扩大畸形，亦称为空洞脑。
- 根据胼胝体畸形的程度，存在扣带回和扣带沟缺失或畸形。

4.2.3.5　巨大胼胝体

与发育不全和缺如不同，巨大胼胝体罕见，表现为胼胝体体积均匀增加（图 4.14）。

胼胝体的这种增大是纵向中线上方胼胝体纤维的持续存在所致。这些纤维通常在轴突迁移过程中消失。巨大胼胝体可能作为一种独立的异常出现，也可能与多小脑回畸形和巨脑畸形等异常有关。

4.2.3.6　胼胝体异常伴半球间裂囊肿

半球间裂囊肿在被诊断为胼胝体发育缺失的患者中占 7%。可能的原因有室管膜囊肿、蛛网膜囊肿或神经管囊肿，或者是侧脑室或第三脑室的一个憩室。Barkovich 等将半球间裂囊肿分为两种主要类型。I 型囊肿是单房的，被认为是与第三脑室系统相通的憩室。II 型囊肿是多房的，不与脑室系统相通（图 4.15）。

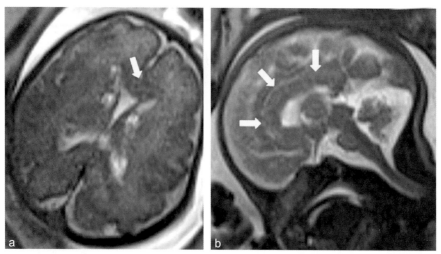

图 4.14　妊娠 32 周胎儿轴位（a）和矢状位（b）MRI 图像显示胼胝体弥漫增厚——巨大胼胝体（实箭）

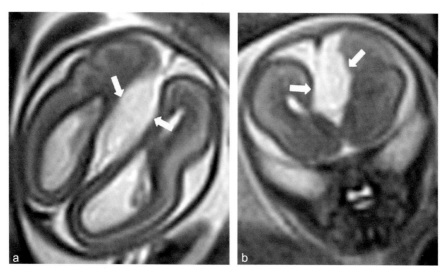

图 4.15　轴位（a）和冠状位（b）MRI 显示胼胝体发育不全。此外，在中线额顶区可见大脑半球间裂囊肿（实箭）

4.2.3.7　胼胝体异常伴胼胝体周围脂肪瘤

胼胝体周围脂肪瘤有时见于胼胝体部分或完全缺如（图 4.16），表现为细条状或卵圆形肿块，或呈两纵列。脂肪瘤沿着胼胝体的正常解剖部位生长，不会浸润胼胝体。较大的脂肪瘤可能会对残留的胼胝体和侧脑室造成压迫效应。胼胝体缺如时，在 MRI 上，胼胝体周围脂肪瘤表现为边界清楚的 T_1 高信号强度的脂肪信号团块，其在脂肪抑制序列上显示信号减弱。

4.2.3.8　相关疾病

胼胝体异常可以单独存在，也可以伴有其他疾病，如沟回异常、脑室扩大、小脑发育不全、小脑幕发育不全、Dandy-Walker 畸形和前脑无裂畸形。

胼胝体缺如是 Dandy-Walker 综合征中最常见的共存异常。Dandy-Walker 综合征通常表现为神经元迁移异常和胼胝体发育不良，其特征是小脑蚓部发育不全、第四脑室扩大并与小脑延髓池相通、蝶鞍内翻。胼胝体缺如也可见于半脑叶型前脑无裂畸形。在矢状

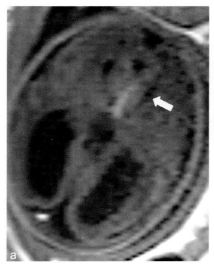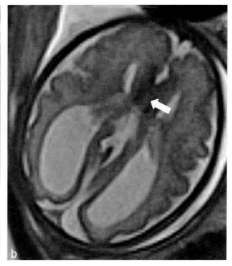

图 4.16 T$_1$ 加权轴位（a）和 T$_2$ 加权轴位（b）MRI 显示了胼胝体发育不全。此外，在膝部区域可见脂肪瘤（实箭）

位片上的背侧大脑半球间联合，与胼胝体压部相似，也被称为"假压部"。端脑融合畸形最初被认为是半脑叶型前脑无裂畸形，但实质上是前脑无裂畸形的一种中间型大脑半球变异体。大脑背侧区域的分裂失败是其典型特征。因此，在 MRI 上大脑半球在大脑背侧区域融合，并伴有不同程度的胼胝体部分缺如。

4.2.3.9 预后

根据胼胝体异常和相关畸形的严重程度，患儿可接近正常或出现各种神经系统问题。根据相关报道，胼胝体异常患儿会出现智力低下（60%）、视力问题（33%）、语言发育迟缓（29%）、癫痫发作（25%）、肌张力异常（25%）和喂养问题。胼胝体异常的其他相关病症也包括轻微的行为或社交问题、注意缺陷多动障碍、发育异常特征和共济失调。

4.2.3.10 治疗

胼胝体异常和畸形的患儿因癫痫发作接受对症治疗。其他患儿可以根据症状的严重程度采用特殊教育（学习障碍的患儿）和物理治疗。脑积水可以通过分流手术进行治疗。必要时可以进行遗传咨询。

（李武超 译 张牡丹 王荣品 审校）

第 5 章

脑中线结构异常 Ⅱ：全前脑畸形

5.1 胚胎学

在神经发育过程中，原始神经形成后，神经管的头端形成三个初级脑泡：前脑、中脑和菱脑（后脑）。前脑由腹侧诱导过程发展而来，腹侧诱导过程由三个相互关联的事件组成，即形成、卵裂和中线发育。前脑进一步分化形成端脑，端脑再发育成大脑、侧脑室及间脑，后者形成丘脑 - 第三脑室。前脑也有卵裂和中线发育。形成异常导致前脑畸形和脑外发育畸形。卵裂畸形导致前脑无裂畸形。中线发育异常导致胼胝体发育不全、视 - 隔发育不全和孤立性中隔发育不全。

5.2 无前脑症、无端脑症

无前脑症指的是无法形成前脑。

无端脑症指的是无法形成端脑。它指的是前脑异常分裂为端脑 / 间脑，导致原间脑结构的形成。

影像学特征
- 通常由超声诊断。
- 严重的小头畸形，没有正常的大脑结构。在颅内可见不定形的肿块和液体。
- 小脑可能发育不良。
- 严重颅面畸形，如小颌畸形、眼面缺损，包括独眼畸形、腭裂。
- 泌尿生殖系统异常，如肛门直肠闭锁、

肾发育不全、生殖系统缺陷。
- 可显示相关的肢体和心脏畸形。

预后

预后不良，常在产前或新生儿期死亡。

5.3 前脑无裂畸形

前脑无裂畸形（HPE）通常发生在妊娠第 5 周，由大脑未能分成两个半球而引起的罕见疾病。新生儿发病率为 1/（10 000 ～ 16 000）。

主要类型按严重程度分类如下（改良的 DeMyer 分类）：
- 无脑叶型前脑无裂畸形。
- 半脑叶型前脑无裂畸形。
- 脑叶状型前脑无裂畸形。
- 中线附近半球间变异型。
- 视 - 隔发育不良。
- 极小前脑无裂畸形。
- 小型前脑无裂畸形。

发病机制与遗传学前脑无裂畸形的病因是多因素导致的，染色体和遗传异常包括 13- 三体综合征、18- 三体综合征和音速刺猬基因（sonic hedgehog gene，SHH）。母体糖尿病、视黄酸和饮酒也与此有关。

HPE 可能与多个综合征有关，如 Goldenhar 综合征、Meckel 综合征、Martin 综合征、Pallister-Hall 综合征、Fitch 综合征、Steinfeld 综合征、远距畸形和外指综合征、腭心面综合征、Lambotte 综合征、肢端 - 胼胝体综合征和 Smith-Lemli-Opitz 综合征。

在妊娠第 5 周和第 6 周，端脑囊泡不分裂会导致全前脑畸形。根据两个半球之间的分裂程度分为 3 个主要的亚型（图 5.1）。最严重的类型是无脑叶型全前脑畸形，大脑半球完全不分裂，导致单脑室通常与背侧囊肿相通（图 5.1b）。在半脑叶型全前脑畸形中，端脑在前半球未分裂，而后半球间裂隙存在（图 5.1c）。在脑叶型全前脑畸形中，分裂接近完成（图 5.1d）。无鼻畸形脑和中隔缺如也属于全脑前脑畸形谱系，尽管它们也可以作为与全脑前脑畸形无关的孤立异常存在。

背侧囊肿　背侧囊肿常见于无脑叶型前脑无裂畸形（占 92%）。背侧囊肿少见于半脑叶型前脑无裂畸形（占 28%）和脑叶型前脑无裂畸形（占 9%）。第三脑室的脑脊液流出被丘脑融合所阻塞，导致第三脑室在最不抵抗的部位，即在枕上窝后方呈气球样膨出。

相关疾病　菱脑融合畸形（小脑融合），皮质下异位。羊水过多通常与前脑无裂畸形有关。囊泡的异常分裂也会导致面部中线异常的广泛谱系。面部异常包括眶距过窄伴有单个上中切牙、鼻小或单孔鼻（葱头畸形）、中线唇裂和腭裂，以及独眼畸形（伴有长鼻和独眼）。

5.3.1　无脑叶型前脑无裂畸形

5.3.1.1　特征

无脑叶型前脑无裂畸形是前脑完全不分裂或接近完全不分裂。

5.3.1.2　影像学特征

● 通常由超声检查诊断，表现为"蝴蝶征"消失。"蝴蝶征"常见于妊娠早期脑部轴位扫描图像，表现为脉络膜丛中间狭窄，但侧面较宽，轴位图像时类似蝴蝶。

● 头部尺寸缩小，显示为圆形轮廓。

● 无嗅束、透明隔、胼胝体和半球间裂（图 5.2）。

● 侧脑室和第三脑室被单脑室取代（图 5.2a、b）。

● 常合并背侧囊肿（图 5.2d ～ f）。

● 在矢状面上，大脑可能呈现以下形状：球状、杯状或煎饼状（图 5.3）。在球状中，大脑皮质完全包围了单脑室形成"球状"（图 5.3a）。在杯状中，单脑室部分被大脑皮质包围，形成"杯状"结构（图 5.3b）。在"煎饼状"中，颅骨底部可见小块扁平状皮质结构（图 5.3c）。

● 基底节、下丘脑和丘脑在中线融合（图 5.2b）。视神经可能缺失、融合或正常。

● 大脑前动脉和大脑中动脉可能缺失，由来自颈内动脉和基底动脉的血管网代偿。

● 严重的面部畸形。

● 皮质下灰质异位。

5.3.1.3　鉴别诊断

半脑叶型前脑无裂畸形：大脑半球部分分裂。

重度脑积水：脑积水患者尽管脑室扩张，但脑室形态结构正常，中线大脑镰存在。

积水型无脑畸形：中线大脑镰存在。

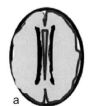 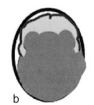 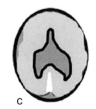 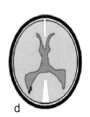 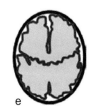

图 5.1　前脑无裂畸形（HPE）分型示意图
a. 正常；b. 无脑叶型 HPE；c. 半脑叶型 HPE；d. 脑叶型 HPE；e. 中线附近半球间变异型 HPE

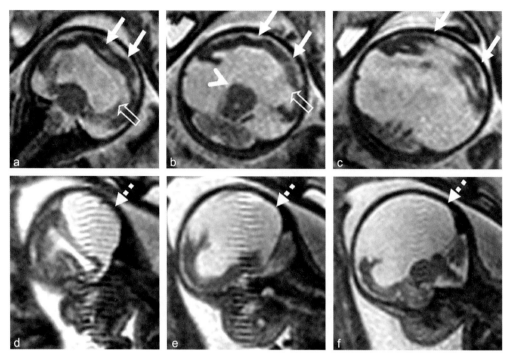

图 5.2 轴位 T$_2$WI（a ～ c）显示大脑半球未分裂（箭）、单脑室（空箭）、丘脑融合（箭头），矢状位 T$_2$WI（d ～ f）显示背侧囊肿（虚箭），为无脑叶型 HPE 的特征。脑干和小脑半球正常可见

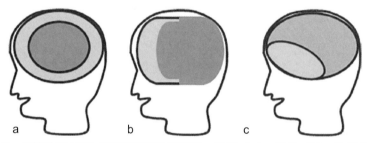

图 5.3 无脑叶型 HPE 矢状面脑形态示意图：球状（a）、杯状（b）、煎饼状（c）

5.3.1.4 预后

新生儿期严重的智力低下，往往是致命的。

5.3.2 半脑叶型前脑无裂畸形

5.3.2.1 特征

半脑叶型前脑无裂畸形是前脑不完全分裂，额叶分裂受到影响。

5.3.2.2 影像学特征

- 在某些病例中，超声检查在妊娠第 18 ～ 20 周异常筛查中可能仅能检测到无法探测到透明隔腔（CSP），而在 MRI 检查中，

这是一个直接的诊断。

- 透明隔腔、嗅沟和嗅球缺失。
- 丘脑完全或部分融合（图 5.4a）。
- 50% 以上的额叶无分裂（图 5.4b、c）。
- 单脑室，部分形成颞角和枕角。
- 部分形成的大脑镰和半球间裂。
- 胼胝体缺如或发育不全。
- 可合并背侧囊肿（图 5.4d）。
- 轻微或无面部畸形。

5.3.2.3 鉴别诊断

无脑叶型前脑无裂畸形、半脑叶型前脑

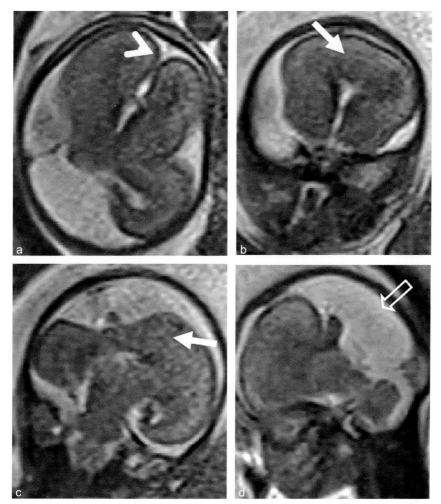

图 5.4　妊娠 21 周胎儿轴位（a）、冠状位（b、c）、矢状位（d）图像显示双侧额叶和顶叶部分融合（箭头），未见间隔，顶枕区可见囊性区域（空箭）伴第三脑室，中线大脑镰未完全成形（实箭）——半脑叶型前脑无裂畸形的特征

无裂畸形、蛛网膜囊肿。

5.3.2.4　预后

儿童早期严重的智力低下，往往是致命的。

5.3.3　脑叶型前脑无裂畸形

5.3.3.1　特征

脑叶型前脑无裂畸形是前脑不完全分裂（但严重程度比半脑叶型前脑无裂畸形更轻），额叶区域受影响更大。半球间裂和大脑镰形成，丘脑分离（图 5.5）。

5.3.3.2　影像学特征

- 透明隔缺如。
- 双侧侧脑室额角融合，可见融合段与第三脑室相通。
- 穹窿不分裂。
- 胼胝体正常或发育不全。
- 半球间裂完全或接近完全形成。
- 丘脑完全或几乎完全分开。
- 下半部分额叶大部分融合（图 5.5）。
- 大脑前动脉位于额骨下方（蛇形颅骨下征象）。

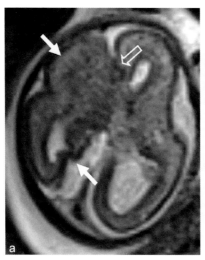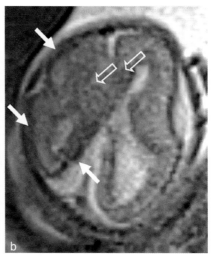

图 5.5　妊娠 22 周胎儿轴位 T₂WI（a、b）显示右侧大脑半球较小并伴有皮质异常（实箭），大脑半球在基底节水平和额区（空箭）部分融合——脑叶型前脑无裂畸形。左侧脑室也可见轻度脑室扩大

5.3.3.3　鉴别诊断

半脑叶型前脑无裂畸形、视 - 隔发育不良。

5.3.3.4　预后与管理

患有脑叶型前脑无裂畸形的儿童可以存活到成年。常见的死亡原因包括呼吸道感染、顽固性癫痫、继发于难以控制的脱水和尿崩症。由脑干功能失常引起的呼吸和心率异常而导致的死亡也有描述。

医疗管理包括纠正下丘脑和内分泌功能障碍，适当治疗运动 / 发育 / 视觉障碍、癫痫和脑积水。还可以进行基因检测、相关综合征的确诊和适当的遗传咨询。

5.3.4　中线附近半球间变异型 HPE

中线附近半球间变异型 HPE（MIH）又称端脑融合畸形，它是轻度的 HPE，其特征是后额叶和顶叶未发生分裂（图 5.1e）。

5.3.4.1　影像学特征

- 透明隔缺如。
- 胼胝体体部缺如或发育不全。
- 可合并背侧囊肿。
- 垂直方向的大脑侧裂在大脑顶部中线上异常融合。
- 可能合并皮质发育不良或皮质下灰质异位。
- 轻度颅面异常。
- 额叶和枕叶发育相对较好，并存在介于两侧脑的半球间裂。然而，在中间两半球间区域，脑间裂和大脑镰缺失。

5.3.4.2　鉴别诊断

- 脑叶型前脑无裂畸形：在脑叶型前脑无裂畸形中，最严重的未分裂部分是基底前脑，而在中线附近半球间变异型 HPE（MIH）中，未分裂部分位于额叶和顶叶后部。

- 脑裂畸形：脑裂宽大异常。

5.3.4.3　预后

在出生后可能出现发育迟缓、智力迟钝、癫痫、痉挛或张力减退。

患有 MIH 的儿童可以在有支撑的情况下行走，并表现出轻微的语言和运动功能障碍。MIH 患儿的发育结局与脑叶型 HPE 相似。

5.3.5　视 - 隔发育不良

视 - 隔发育不良的讨论详见第 4 章。

5.3.6　极小前脑无裂畸形

其特征为轻微的颅面畸形，视前区（视交叉上区）无分裂，穹窿增厚或发育不良，胼胝体前部缺失或发育不良。这类患者也可合并单个未配对的大脑前动脉。

预后　患者常表现为轻度发育迟缓，表现为语言迟缓、学习障碍或行为障碍，而运动功能相对较好。

5.3.7　小型前脑无裂畸形

小型 HPE 发生在受 HPE 影响患者的亲属中，表现为颅面部异常而不累及颅脑。

微型前脑无裂畸形见于前脑无裂畸形患者的亲属，表现出颅面部异常，但脑部常不受累。

（王仕霞　译　张牡丹　王荣品　审校）

第6章

神经管畸形

在妊娠第 3～5 周，神经管开始发育并闭合，也称为背侧诱导。初级神经胚形成过程是负责大脑和脊髓的发育，其范围是从神经管到骶 2 椎体水平。次级神经胚的发育较晚，形成神经管尾部，发育为骶段和尾段。神经管的头段发育成前脑、中脑和后脑。神经管的尾段发育成脊髓和脊椎。神经管部分或完全闭合失败会导致神经管畸形（或背侧诱导缺陷）。目前已经证实，多种原因可影响神经管闭合，其中包括叶酸缺乏、母体糖尿病、接触致畸剂及染色体组型 / 遗传缺陷。

在神经管闭合过程中，覆盖的表皮细胞形成皮肤的外胚层。然后，神经管通过一种称为连接失调的过程从表皮外胚层分离出来。母体甲胎蛋白在许多神经管缺陷中升高。神经管缺陷（NTD）在活产婴儿的发生率为（1～11）/1000，并有地域差异。NTD 的分类如表 6.1 所示。

表 6.1　神经管缺陷的广义分类

脑神经孔 - 神经管前壁闭合失败引起的异常
● 无颅畸形
● 露脑畸形
● 无脑畸形
● 脑膨出
颅 - 尾部神经孔闭合失败引起的异常
● 颅脊柱裂
尾部神经孔闭合失败引起的异常
● 脊髓裂

续表

● 脊柱闭合不全
● Chiari 畸形

6.1　脑神经孔缺陷

6.1.1　无脑畸形

无脑畸形是神经管颅段闭合失败引起的异常，包含无颅畸形、露脑畸形、无脑畸形等一系列畸形过程。无颅畸形的特征是眼眶上方颅盖骨部分或完全缺如。这会导致脑组织暴露于羊水中（露脑畸形），随后逐渐退化导致无脑畸形。

6.1.1.1　影像学特征

额骨、顶骨和枕骨缺损，神经组织暴露在羊水中导致脑组织缺损。双侧大脑半球、颅盖骨和部分中脑缺如，使胎儿的头部看起来像青蛙样（图 6.1，图 6.2a）。它通常与羊水过多和甲胎蛋白升高有关。

6.1.1.2　伴随疾病

膈疝、脊柱闭合不全和羊膜带综合征。

6.1.1.3　鉴别诊断

- 严重小头畸形：颅骨完好无损，没有中断。

- 巨大脑膨出：大脑膨出处的颅骨存在缺陷。

- 羊膜带综合征：可导致颅盖骨破坏，

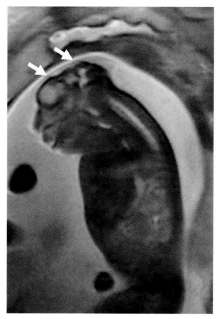

图 6.1　矢状位图像显示无脑畸形（实箭）

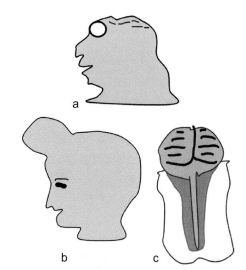

图 6.2　无脑畸形（a）、脑膨出（b）、颅脊柱裂（c）的示意图

通常伴有其他异常，如截肢。

6.1.1.4　预后

大多数是死胎，其余则在新生儿期死亡。无脑畸形可以在妊娠早期通过超声诊断出来，NTD 可能会在以后的妊娠中复发。

6.1.1.5　**治疗**

NTD 可以通过妊娠期补充叶酸来预防。

6.1.2　脑膨出

脑膨出又称脑膜脑膨出。由于神经管前部闭合失败，导致脑组织通过发育缺损的颅骨疝出。常见的部位是枕部、颈枕交界部和额部。不太常见的部位是颞部、蝶骨、顶部和鼻咽区域。

6.1.2.1　流行病学

活产婴儿中脑膨出的发病率为 1/4000。在南亚和东南亚，额骨筛窦脑膨出的发病率增加。

6.1.2.2　**影像学特征**

脑组织通过颅骨缺损处疝出（图 6.2b，图 6.3）。它可能表现为囊性病变（脑膜膨出），伴或不伴有脑组织。MRI 有助于识别脑

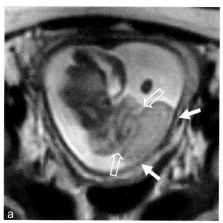

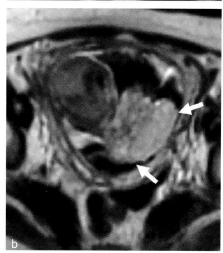

图 6.3　T$_2$WI（a、b）显示颅骨缺损（空箭）引起的脑组织膨出（实箭）——脑膨出

组织的存在，尤其是当脑膨出很小或累及颅底时。较大的脑膨出可能与小头畸形有关。

6.1.2.3　伴随疾病

Dandy-Walker 畸形、Chiari 畸形、胼胝体完全或部分发育不全、静脉畸形、Meckel-Gruber 综合征。

6.1.2.4　鉴别诊断

- 脑膜膨出：胎儿 MRI 可以更好地识别膨出部的组织内容物，明确有无脑组织膨出及其与颅内脑、脊髓的延续。

- 颈枕部淋巴管瘤：淋巴管瘤见于皮肤——皮下水平，与中枢神经系统没有连通。

6.1.2.5　预后

本病预后取决于伴随畸形的严重程度。脑膨出伴小头畸形的预后较差。可能需要剖宫产来减少对脑膨出的损害。颞叶脑膨出可能与癫痫发作有关。大多数患者需要进行产后手术治疗。前脑膜膨出的预后比后脑膜膨出好。严重的脑膨出和严重小头畸形患者几乎无法进行手术治疗。近 50% 的病例会出现智力低下和运动障碍。

6.2　颅 – 尾部神经孔缺陷

6.2.1　完全性颅脊柱裂

颅脊柱裂的特征是无脑畸形和开放性脊柱闭合不全。这是一种罕见和严重的神经管缺陷，大脑和脊髓都有不同程度的外露。

6.2.1.1　影像学特征

无脑畸形伴有多个层面的后部结构缺失（图 6.2c，图 6.4），导致神经组织暴露在羊水

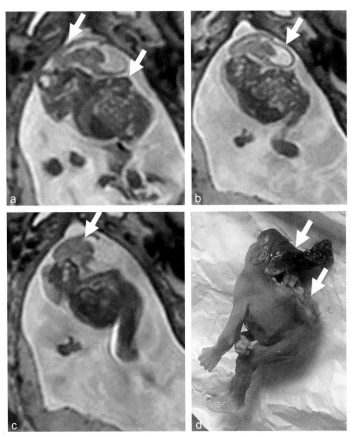

图 6.4　妊娠 20 周胎儿的矢状位图像（a～c）显示颅骨、脊柱（实箭）有缺损——颅骨 - 脊柱轴。临床照片证实了诊断（d）

中。它通常与羊水过多有关。

6.2.1.2　预后

本病是致命性疾病，超声可以在妊娠早期对本病做出诊断。NTD 可能在随后的妊娠中复发。

6.2.1.3　治疗

NTD 可以通过妊娠期补充叶酸来预防。

6.3　尾部神经孔缺陷

6.3.1　脊髓裂

脊髓裂发生在妊娠第 3 ～ 4 周，为神经管后部闭合失败所致。患儿可能是死产。其特点是常合并脊髓脊膜膨出。脑膜和皮肤缺陷导致脊髓暴露在羊水 / 外界环境中。

6.3.1.1　脊柱畸形

脊柱畸形包括：①脊柱裂；②脊椎异常；③骶尾部畸胎瘤。常见的脊椎异常包括先天性脊柱侧凸、半椎和蝴蝶椎。

6.3.1.2　脊柱裂

脊柱裂是指累及脊髓和脊椎的先天性异常。脊柱裂可分为开放性脊柱裂和闭合性脊柱裂。开放性脊柱裂由于皮肤的缺如，神经组织暴露在羊水 / 外界环境中。而在闭合性脊柱裂中，神经组织有皮肤覆盖。

6.3.1.3　开放性脊柱裂

同义词　显性脊柱裂或囊性脊柱裂。

脊髓及其覆盖的软脑膜与外界相通，没有组织或皮肤覆盖。开放性脊柱裂的重要亚型列于表 6.2 中。

表 6.2　开放性脊柱裂的重要亚型

脊髓脊膜膨出（98% 的开放性脊柱裂）
脊髓膨出
半脊髓膨出
半脊髓脊膜膨出

6.3.2　脊髓脊膜膨出（囊性脊柱裂）

6.3.2.1　流行病学

活产患病率为 1/500，女性占多数。发病率由高到低依次为腰骶部、腰背部、腰部和颈部。脊髓脊膜膨出占开放性脊柱裂的 98%。

6.3.2.2　胚胎学 / 发病机制

在妊娠第 4 周，神经管背侧闭合不全，导致神经组织膨出。

6.3.2.3　影像学特征

脊柱后部缺如导致部分脊髓与软脑膜和蛛网膜下腔膨出（图 6.5，图 6.6），可能有皮肤缺如，或皮肤完整伴局部膨出，内容物暴露在羊水、周围环境中，可伴随脊髓栓系、脑积水和脊髓空洞症。MRI 有助于区分脊髓脊膜膨出和脊膜膨出，并有助于识别相关的脊髓异常，如脊髓栓系。

6.3.2.4　伴随疾病

18、13- 三体综合征，Chiari Ⅱ型畸形，

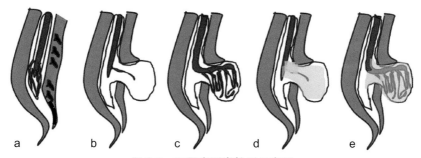

图 6.5　不同类型脊柱裂示意图

a. 隐性脊柱裂；b. 脊膜膨出；c. 脊髓脊膜膨出；d. 脂肪脊膜膨出；e. 脂肪脊髓脊膜膨出

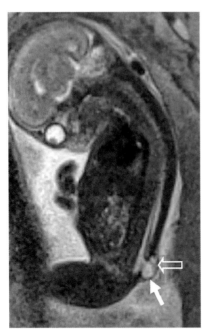

图 6.6　矢状位 T_2WI 显示腰部脊柱裂，脊髓（空箭）延伸到皮下，皮下囊肿（实箭），提示脊髓脊膜膨出

蛛网膜囊肿，脊髓纵裂。

6.3.2.5　鉴别诊断

- 脊髓膨出：这是一种罕见的开放性脊柱裂，神经板与皮肤表面平齐（在脊髓脊膜膨出中，神经板突出到皮肤表面之外）。

- 脊膜膨出：膨出的囊肿内没有脊髓。

- 脂肪脊膜膨出：膨出内容物是脑膜、脑脊液和脂肪，囊肿内没有脊髓。

6.3.3　半脊髓脊膜膨出和半脊髓膨出

它们是一个罕见的类型，发生于脊髓纵裂的一半脊髓。其中一半脊髓正常覆盖，另一半脊髓出现脊髓脊膜膨出 / 脊髓膨出。

6.3.4　Chiari 畸形

它是一组由脑干和小脑下移引起的疾病。胚胎学 / 发病机制如下：

Chiari Ⅰ 型和 1.5 型畸形特点为颅后窝容积小，导致脑干、第四脑室和小脑下疝。Chiari 1.5 型畸形被认为是 Chiari Ⅰ 型畸形的进展。

Chiari Ⅱ 型畸形中，脊髓脊膜膨出伴脊髓栓系和脑脊液漏，导致脑干、第四脑室和小脑下疝。颅后窝的容积较小。

Chiari Ⅲ 型畸形：颅后窝内容物下疝伴枕叶或高位颈脑膨出。

Chiari Ⅳ 型畸形：有严重的小脑发育不全，不伴枕骨大孔疝、枕部脑膨出。该术语已不再使用。

6.3.4.1　Chiari Ⅰ 型畸形

Chiari Ⅰ 型畸形的产前诊断极为罕见。通常是在儿童和成人中偶然发现，患者偶尔会出现颈部疼痛、头晕、肌肉无力或麻木。

A. 影像学特征：小脑扁桃体位于枕骨大孔下方 6 ～ 12mm 处，扁桃体呈钉状（三角形而非圆形）。颅后窝内容物拥挤，脑池消失。可能继发脊髓空洞。

B. 伴随疾病：脊髓空洞、脑积水、颅 - 颈交界处异常、Crouzon 综合征、Klippel-Feil 综合征。

C. 治疗：手术治疗通常用于有症状的患者和伴随脑干压迫或脊髓空洞的患者。通过切除枕骨下部和寰椎后弓对颅后窝进行减压，还需要进行硬脑膜成形术。

D. 鉴别诊断：低位扁桃体或良性扁桃体异位（< 5mm）；颅内压升高导致扁桃体疝；Chiari 1.5 型畸形。

6.3.4.2　Chiari 1.5 型畸形

A. 影像学特征：小脑扁桃体呈钉状下疝，位于枕骨大孔下方 > 12mm 处。颅后窝内容物拥挤，脑池消失。可伴随脊髓空洞。延髓下移，达闩水平。

B. 伴随疾病：脊髓空洞、脑积水、颅 - 颈交界处异常、脊柱侧凸。

C. 鉴别诊断：低位扁桃体或良性扁桃体异位（< 5mm）；颅内压升高导致扁桃体突出；Chiari Ⅰ 型畸形（扁桃体突出 6 ～ 12mm）。

D. 治疗：通过切除枕骨下部和寰椎后弓对颅后窝进行减压，还需进行硬脑膜成形术。有时术后可能会出现症状持续、复发。

6.3.4.3　Chiari Ⅱ型畸形

本病特征包括颅后窝狭小伴脑干、第四脑室、小脑扁桃体下疝和脊髓脊膜膨出。

A. 发病率：活产婴儿患病率为 1/1000。95% 的脊髓脊膜膨出胎儿合并 Chiari Ⅱ 型畸形。

B. 影像学特征：脊髓脊膜膨出，以及延髓、小脑扁桃体和小脑蚓疝入枕骨大孔下方（图 6.7）。继发颅后窝内容物拥挤，脑池消失，可合并脊髓空洞，也可能存在喙状顶盖、导水管狭窄和脑积水。由于额骨凹陷，产前颅骨超声显示"柠檬征"。"香蕉征"是指由于颅后窝内容物向下移而使小脑紧紧包裹在脑干周围呈弯曲状。这种"香蕉征"也见于单纯的脊柱裂患者，但会在 24 周后消失。当脊髓脊膜膨出较小或颅后窝异常在超声检查中不明确时，MRI 可用于识别相关异常。如果考虑宫内手术，也建议进行 MRI 检查。

C. 伴随疾病：颅颈交界处异常、脊柱侧凸、Klippel-Feil 综合征、脊髓纵裂、胼胝体异常、室间隔发育不全、多小脑回畸形和内翻足。

D. 鉴别诊断：孤立性脊膜膨出，颅后窝内容物正常；Chiari Ⅰ 型畸形，没有脊髓脊膜膨出。

E. 治疗：脊髓脊膜膨出的修复可以在子宫内或产后进行。在需要时也可以解除束缚。当出现脑积水时，需要进行脑室 - 腹腔分流术。出生后可能还需要对颅后窝和寰椎后弓进行减压。

6.3.4.4　Chiari Ⅲ型畸形

这是一种非常严重的畸形，其特征是颅后窝内容物下疝，伴有枕叶或高位颈脑膨出。脑膨出内可见异常引流静脉。

伴随疾病　胼胝体发育不良、脑积水、脊髓空洞症。

6.3.4.5　闭合性脊柱裂

在轻微隐性脊柱裂中，神经弓局部缺损并被皮肤完整覆盖（图 6.5a）。由于没有相关

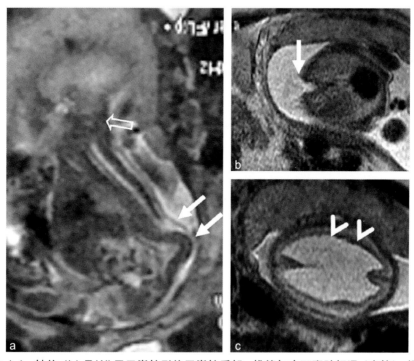

图 6.7　矢状位（a）、轴位（b）T$_2$WI 显示脊柱裂位于脊柱后部，椎管与皮下囊肿相通（实箭），提示脊髓脊膜膨出，有相关的扁桃体疝（空箭）。大脑轴位（c）T$_2$WI 显示脑积水（箭头）——Chiari Ⅱ 型畸形

的脊髓或神经根异常，患儿没有临床症状。

　　闭合性脊柱裂可以根据相关皮下肿块的存在和覆盖脊髓的正常间充质组织的存在与否进一步细分。伴有皮下肿块的闭合性脊柱裂。

　　表 6.3 列举了闭合性脊柱裂伴皮下包块的重要亚型。

表 6.3　闭合性脊柱裂的重要亚型合并皮下包块 / 正常脊髓间充质组织

- 脂肪瘤伴硬膜缺损
  - 脂肪脊髓脊膜膨出
  - 脂肪脊髓膨出
- 脊膜膨出
- 脊髓囊状膨出

6.3.5　脂肪脊髓脊膜膨出、脂肪脊膜膨出和脂肪脊髓膨出

　　它们是臀间沟上方位于皮下的脂肪团块。

6.3.5.1　胚胎学 / 发病机制

　　在初级神经分化过程中，间充质组织进入神经管并沿脊髓形成脂肪瘤。脂肪脊髓膨出比脂肪脊髓脊膜膨出更常见。

6.3.5.2　影像学特征

　　产前超声检查显示脊柱后部结构缺如，脊髓拉长伴随基板附着于一个脂肪回声团块，延伸到背部皮下组织。

　　MRI 显示在附着点水平脊柱裂伴椎管局灶性扩大。在脂肪脊髓膨出中，脊髓 - 脂肪瘤交界面位于椎管内。在脂肪脊髓脊膜膨出中，脊髓 - 脂肪瘤交界面位于椎管外（图 6.5e）。脂肪脊膜膨出是一种伴随有一定脂肪的脊膜膨出（图 6.5d，图 6.8）。通常存在脊髓低位。

6.3.5.3　鉴别诊断

　　椎管硬膜内脂肪瘤：脊柱后部结构完整，椎管内存在脂肪组织（图 6.9）。

6.3.6　脑 / 脊膜膨出

　　脑 / 脊膜膨出是脑 / 脊膜通过颅骨或脊柱的缺陷与脑脊液一起突出，通常有皮肤覆盖。

6.3.6.1　胚胎学 / 发病机制

　　由于存在神经管缺陷，脑膜通过颅骨、脊柱的骨性缺损突出。

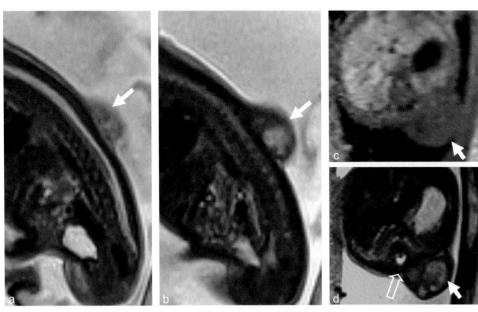

图 6.8　妊娠 24 周胎儿矢状位 T$_2$WI（a、b）、轴位 T$_1$WI（c）、轴位 T$_2$WI（d）显示左侧椎旁后部区域的肿块（实箭）。病变位于肌肉和皮下平面，并延伸至骨性脊柱的表面。在腰背交界处水平蛛网膜下腔脑脊液通过微小的交通进入肿块内——脂肪脊膜膨出（空箭）

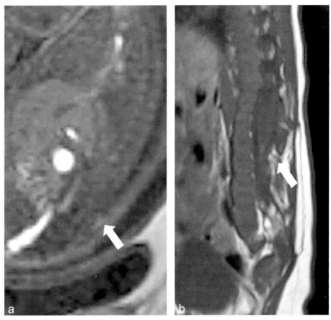

图 6.9　妊娠 27 周胎儿脊髓纵裂的矢状位 T$_1$WI（a）显示椎管内脂肪瘤（实箭）。出生后矢状位（b）T$_1$WI 证实产前诊断（实箭）

6.3.6.2　分型

- 颅骨。

- 脊柱：背部、前部、胸部外侧和骶骨外侧。

6.3.6.3　影像学特征

脑膜膨出是一种囊性病变，通过颅骨缺损与蛛网膜下腔相通。脊膜膨出是囊性病灶通过脊柱后部结构的缺损与椎管相通，尽管可能存在一些薄的神经结构（图 6.5b，图 6.10）。然而，没有脑组织或脊髓突入囊中。MRI 有助于区分脊膜膨出和脊髓脊膜膨出，并有助于识别脊髓栓系等相关异常。

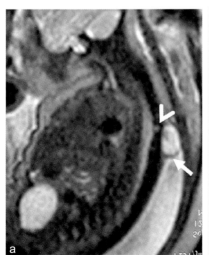
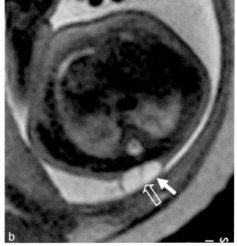

图 6.10　矢状位（a）、轴位（b）T$_2$WI 显示上背部脊柱裂，皮下囊肿与椎管相通（实箭），提示脊膜膨出。可见一个连接带（空箭），脊髓显示正常

6.3.6.4　伴随疾病

纤维带栓系、终丝紧绷、脊髓/马尾与硬脑膜粘连、低位圆锥、脊髓脂肪瘤、脊髓纵裂、脊髓空洞症、蛛网膜囊肿、终丝脂肪沉积。

6.3.6.5　鉴别诊断

脊髓脊膜膨出：膨出的囊性病变除包含脑膜和脑脊液外，还包含脊髓。

闭锁性脑膜膨出：除脑膜和脑脊液外，疝出的囊性病变还包含附着在脊髓上的闭锁性栓系神经组织。

6.3.6.6　预后和治疗

建议使用产后MRI来确认诊断并识别其他损伤，如脊髓栓系。闭锁性脑膜膨出、脊膜膨出和相关栓系修复后的结果良好。

6.3.7　脊髓囊状膨出

脊髓中央管局部重度扩张，通过脊柱背侧缺损向后疝出，形成皮下含室管膜的囊性突起。当病变位于骶骨时，它被命名为"末端"脊髓囊状膨出，当位于脊柱的其他位置时，则称为"非末端"脊髓囊状膨出。

无皮下包块型闭合性脊柱裂各种亚型见表6.4。

表 6.4　无皮下包块型闭合性脊柱裂的各种亚型

● 脊索形成障碍
- 尾部退化综合征
- 节段性脊柱发育不全
● 脊索整合障碍
- 背部真皮窦
- 背部肠瘘
- 神经管原肠囊肿
- 脊髓分裂畸形（脊髓纵裂和双干脊髓）
● 脊柱后裂（脊椎后弓的孤立性缺损）
● 硬膜内脂肪瘤
● 终丝脂肪瘤
● 终丝牵拉

6.3.8　尾部退化综合征

尾部退化综合征（CRS）表现为尾椎发育不全，从腰骶部发育不全到尾骨发育不全。可能存在相应节段的脊髓异常。

6.3.8.1　发病率

罕见，$(1 \sim 10) / 100\,000$。

6.3.8.2　胚胎学/病理学

CRS发生于原始神经形成过程中（第4周）。可能的病因包括高血糖（常见于患有糖尿病的母亲）、感染、毒素和缺血。

6.3.8.3　影像学特征

● 妊娠早期：冠臀长度缩短，颈部透明带增厚。

● 妊娠中期和晚期。

● 腰骶椎发育不全/发育不良。

● 脊椎发育突然终止。发育不全/发育不良的脊柱通常位于L_1椎体水平以下或累及骶骨。

● 脊椎缺损上方的脊髓突然终止（圆锥尖端呈雪茄状或楔形）。

● 椎管在最后一块完整椎骨下方变窄。

● 下肢发育不全，畸形足。

● "盘脚"或"佛位"外观。

● 羊水过多。

● 17周后骶骨骨化中心缺失，轴位扫描显示髂骨相对——"盾征"。

● 在胎儿位置不佳，超声难以评估时，MRI有助于更好地观察脊柱和脊髓异常。

● 1型：脊髓圆锥在正常水平以上。可能伴有中央管扩张或脑脊液囊肿，以及严重的骶骨畸形。

● 2型：脊髓圆锥低位，由增粗的终丝或脂肪瘤束缚，骶骨畸形不常见。

6.3.8.4　伴随疾病

VACTERL畸形；心血管异常；胃肠道异常，如肛门直肠发育不全、十二指肠闭锁；泌尿生殖系统异常，如囊性肾发育不良、肾积水；Chiari Ⅱ型畸形。

6.3.8.5 鉴别诊断

- 美人鱼综合征：存在下肢融合。
- 脊髓脊膜膨出：存在体外囊状结构。椎体骨化中心可见，但后部结构呈"八"字状。
- VACTERL 畸形：脊柱存在但已变形。

6.3.9 背部皮毛窦

背部皮毛窦（DDS）是一种脊髓闭合障碍，皮肤与蛛网膜、马尾神经或脊髓之间存在窦道。

6.3.9.1 胚胎学／病理学

当神经外胚层与表皮外胚层分离不完全时，局灶性粘连形成长的真皮窦道。

6.3.9.2 影像学特征

DDS 常见于腰骶部，其次是枕部。超声检查显示皮肤和脊髓／马尾神经之间充满脑脊液的回声道。当超声检查结果不明确时，MRI 检查可以见到脊髓纵裂、椎管内肿块（皮样囊肿）等相关异常。

6.3.9.3 伴随疾病

椎管内表皮样／皮样囊肿，脊髓纵裂。

6.3.9.4 预后和治疗

产后，患者可能无症状或出现复发性脑膜炎或椎管内脓肿。

治疗包括切除 DDS、椎管内肿块和矫正脊髓纵裂等相关畸形。

6.3.9.5 鉴别诊断

骶凹是发生在肛门附近的小窝（<5mm）。它们可能是被偶然发现的，也可能与脊髓栓系等隐性脊柱裂有关。超声、MRI 可以显示窦道的深度及是否与椎管相通。

藏毛窦是由皮肤中的毛囊感染引起的，发生于臀部臀间裂的皮下。窦道可以一直延伸到尾骨。超声、MRI 可以显示窦道深度、脓肿形成及与尾骨的任何交通。

6.3.10 脊髓纵裂

脊髓纵裂畸形（SCM）包括双硬膜囊脊髓纵裂和单硬膜囊脊髓纵裂。其特征是脊髓内的纵向分裂。

6.3.10.1 发病率

SCM 约占先天性脊柱畸形的 5%。约 50% 的病例发生在 $L_1 \sim L_3$ 水平，然后是 $T_7 \sim T_{12}$，占 25%。

6.3.10.2 分类（Pang 提出）和影像学特征

Ⅰ 型：可见中线骨或纤维性分隔，双硬膜囊。MRI 显示椎管局部增宽，中线分隔为低信号（图 6.11）。相关异常包括脊髓栓系、脊髓空洞（图 6.12）、脊椎异常，如脊柱侧凸、融合椎、半椎、脊柱裂和蝴蝶椎。MRI 有助于更好地观察脊髓异常。可能有覆盖的皮肤变化和毛发增多。

Ⅱ 型：影像学显示椎管局部增宽，单个硬膜囊包含两个半髓。相关异常包括脊柱裂和脊髓空洞。

6.3.10.3 预后和治疗

出生后，Ⅰ 型脊髓纵裂患者有临床症状。Ⅱ 型脊髓纵裂患者症状轻微或无症状。

治疗包括切除分隔、硬膜修复和松解栓系脊髓。

6.3.10.4 鉴别诊断

脊髓空洞症：有两条脊髓，每条脊髓的神经根有两个前角和两个后角。

6.3.11 脂肪瘤

6.3.11.1 硬膜内脂肪瘤

它是由于神经形成过程异常而发生的。在神经折叠闭合之前，一个小的间充质组织进入中央管（过早连接不良），随后形成脂肪瘤（图 6.9）。

6.3.11.2 终丝脂肪瘤

终丝脂肪瘤是发生在终丝的脂肪瘤，起源于胚胎。在 MRI 上表现为沿着终丝的小脂肪结节。通常没有症状，很少会引起脊髓栓系、终丝牵拉综合征。

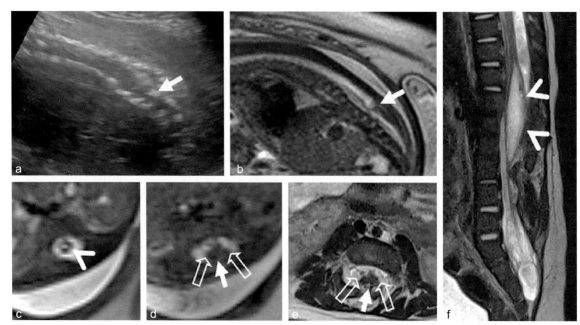

图 6.11　妊娠 27 周胎儿的矢状位 T_2WI（a、b）、轴位 T_2WI（c、d）显示骨 - 纤维间隔（实箭），有 2 根脊髓（空箭）和低位脊髓——脊髓纵裂。产后婴儿的轴位（e）和矢状位（f）T_2WI 证实了产前诊断（实箭）。脊髓背侧连接处伴随脊髓空洞症（箭头）

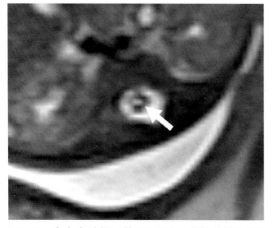

图 6.12　患有脊髓纵裂的 27 周胎儿脊柱的轴位图像显示脊髓颅侧的脊髓空洞症（实箭）

6.3.12　脊髓栓系综合征

脊髓栓系是一种脊髓上移受组织附着物限制的疾病。

6.3.12.1　胚胎学 / 发病机制

除了神经管囊肿和隐性脊柱裂，脊髓栓系通常伴随几种类型的脊柱裂一起发生。

由于脊柱的生长速度快于脊髓，栓系会拉伸脊髓，这可能导致脊髓缺血性改变。

6.3.12.2　影像学特征

大部分情况脊髓圆锥低于正常位置。有时脊髓圆锥可能处于正常位置，但可能被增粗的马尾终丝（厚度＞ 2mm）附着。

6.4　脊柱侧凸

脊柱左右曲度异常为脊柱侧凸（图 6.13），脊柱前后曲度异常为脊柱后凸。它们可以通过超声检查进行诊断，通过 3D 成像更容易诊断。脊椎的计数是通过使用第 12 肋作为标志来完成的。其特征包括脊柱长度缩短、脊柱弯曲异常和椎弓张开。重要的是要寻找椎体的异常，如半椎、楔形椎、阻滞椎（图 6.14）、蝴蝶椎和脊髓异常。有时，它们与其他系统中的异常（VACTERL 综合征）有关。

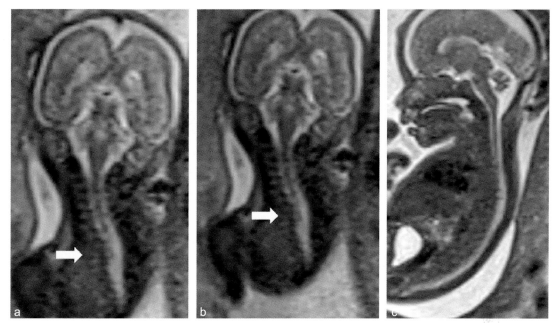

图6.13 冠状位 T₂WI（a、b）显示颈背交界处轻度脊柱侧凸（实箭）；矢状位（c）图像显示脊髓正常，胎儿接受了保守治疗

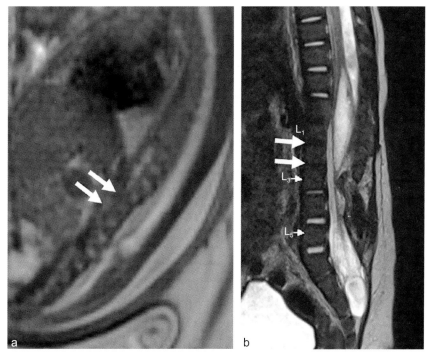

图6.14 妊娠27周胎儿患有脊髓纵裂，矢状位 T₂WI（a）显示上腰部椎间盘高度降低（实箭）。产后矢状位（b）图像显示上腰部腰椎椎体部分融合（实箭）

胎儿 MRI 有助于观察脊髓和排除相关的脊柱裂。

预后和治疗　轻度孤立性脊柱侧凸预后良好。严重的脊柱侧凸可能需要在出生后进行矫正手术。有时，它们与开放性神经管缺陷有关，可能导致预后不良。

6.5　骶尾部畸胎瘤

骶尾部畸胎瘤（SCT）是发生于骶尾部的畸胎瘤。

6.5.1　发病率

SCT 是胎儿最常见的肿瘤，发病率为 1/（35 000 ～ 40 000）。SCT 在女性胎儿中的发病率是男性的 4 倍。

6.5.2　胚胎学 / 病理学

SCT 源自 Hensen 节的全能细胞，这些细胞在妊娠 2 ～ 3 周时存在于尾骨的前部。其可能包含实性、囊性或混合成分，并可能导致婴儿血清甲胎蛋白（AFP）水平升高。SCT 可能表现为良性肿瘤——成熟型（80%）或恶性肿瘤——未成熟型。

基于位置的分类（来自美国儿科外科学会）。

Ⅰ型：胎儿外肿块（可能有较少的骶前成分）；占大多数，约占 47%。

Ⅱ型：胎儿外肿块伴盆腔内或骶前延伸。

Ⅲ型：胎儿外肿块，延伸至盆腔和腹部。

Ⅳ型：肿块完全在胎儿盆腔内。

6.5.3　影像学特征

- 羊水过多。
- 表现为实性、囊性或混合成分的外生性肿块（图 6.15）。实性肿瘤表现为血管增多伴动静脉分流。可见到病变向盆腔内、腹部延伸。
- 尾骨、骶骨受累。
- 心力衰竭引起的积水。
- MRI 在显示骨质受累和盆腔、腹部延伸方面更具优越。当肿块很小且很难在超声上进行评估时，MRI 是有用的诊断方法。

6.5.4　伴随疾病

- 来源于对邻近结构的压迫，如尿路梗阻、肾脏发育不良、阴道积水、肛门直肠畸形。
- 脊髓脊膜膨出。
- 脊椎畸形。

6.5.5　鉴别诊断

脊髓脊膜膨出：脊柱后部结构不连伴有囊性肿块和神经组织。

脊髓末端囊腔：脊髓低位伴脊髓积水，背部脊髓脊膜膨出。

6.5.6　预后和治疗

计算肿瘤体积/胎儿重量比（TFR）。TFR ＞ 0.12 的大肿块预后不良。实性成分的血管增多、腹腔内延伸、恶性转变和胎儿水肿的患者发病率和死亡率升高。

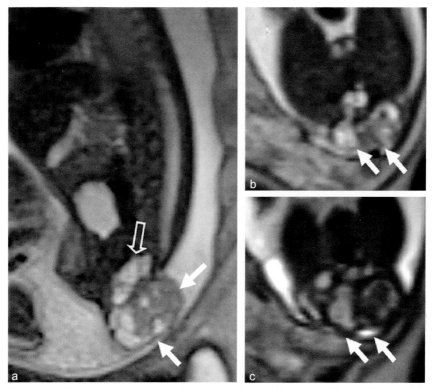

图 6.15 矢状位（a）和轴位（b、c）T$_2$WI 显示骶 - 尾骨下方有一个明显的肿块（实箭），肿块部分位于盆腔内（空箭）。直肠因肿块向前移位——Ⅱ型骶尾部畸胎瘤

（魏　琳　译　蔡登华　王荣品　审校）

第 7 章

脑室扩张

7.1 脑室扩张

7.1.1 定义

当侧脑室直径≥ 10mm 时，称脑室扩张，可发生于单侧或双侧。侧脑室的宽度（从一侧的内壁到另一侧的内壁）需要在侧脑室三角区水平，横断位或冠状位上测量，冠状位测量效果最好（图 7.1）。

7.1.2 发病率

占所有妊娠的 0.9%。

7.1.3 分级

轻度扩张：侧脑室直径为 10 ～ 12mm。

中度扩张：侧脑室直径为 12.1 ～ 15mm。

重度扩张：侧脑室直径超过 15mm。

单纯性轻至中度（侧脑室直径在 10 ～ 15mm）脑室扩张患儿常无神经功能障碍或伴轻神经功能障碍。但单纯性轻至中度脑室扩张的胎儿 MRI 影像上可能出现其他的异常表现，如颅后窝异常、胼胝体发育不良、出血、脑软化灶形成和异位畸形。

7.1.4 脑室扩张形成原因

7.1.4.1 梗阻导致的脑室扩张

- Dandy-Walker 畸形。
- Chiari Ⅱ 型畸形。
- 中脑导水管狭窄。
- 继发于蛛网膜囊肿等肿瘤性病变。

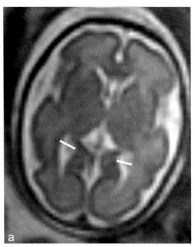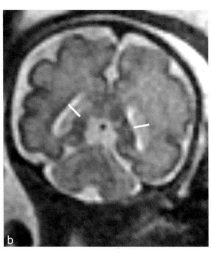

图 7.1 正常妊娠 31 周胎儿大脑横断位（a）和冠状位（b）。演示测量侧脑室宽度的方法

7.1.4.2　发育不全所致

- 胼胝体发育不良。
- 室隔发育不良。
- 脑裂畸形。

7.1.4.3　继发于破坏性过程导致

- 出血。
- 感染后合并症。
- 白质软化症。

7.1.4.4　相关疾病

- Hurler 综合征。
- 染色体/遗传疾病——13-三体综合征、18-三体综合征、X 连锁脑积水综合征。
- 无脑畸形。
- 皮质畸形，如异位畸形。

7.1.5　影像学特征

MRI 有利于对脑室扩张进行分级、明确病因及诊断其他相关异常。

7.1.5.1　梗阻引起的脑室扩张

- 大脑结构正常的侧脑室扩张（图 7.2）。
- 侧脑室壁光滑。
- 皮质被压缩。
- 颅后窝结构可能异常。

- 如果正常，则可能存在导水管狭窄。
- 严重梗阻性脑室扩张可能不存在透明隔腔。
- 必须寻找导致脑室扩张的梗阻性病变。

7.1.5.2　发育不全导致的脑室扩大

- 侧脑室形态和位置可能异常（图 7.3）。
- 侧脑室壁光滑。
- 透明隔腔可有异常。
- 大脑皮质保持连续性（开放性脑裂畸形除外）。
- 可见其他中枢神经系统异常（如侧脑室前角融合）。

7.1.5.3　破坏性过程导致的脑室扩大

- 侧脑室位置正常。
- 侧脑室可能因陈旧性出血而呈不规则或结节状，然而，在脑室周围白质软化症中，脑室壁可能看起来光滑（图 7.4），大脑皮质斑片状变薄。
- 中线结构正常。
- 颅后窝结构正常。
- 颅内出血：可能存在生发基质出血、脑室内出血。

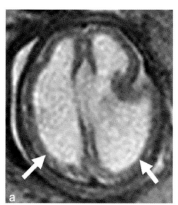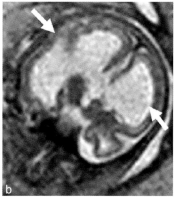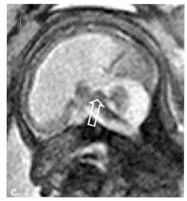

图 7.2　轴位（a）、冠状位（b）和矢状位（c）显示中脑导水管狭窄（空箭）导致的脑室扩张（实箭）

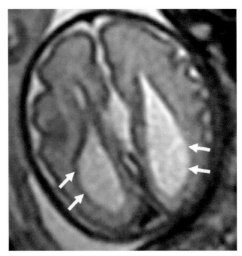

图 7.3 轴位图像显示由于胼胝体发育不全导致中度脑室扩大（实箭）和枕角扩大畸形

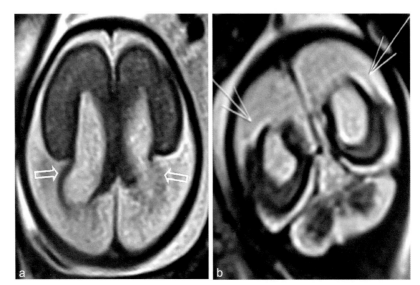

图 7.4 妊娠 26 周胎儿的轴位（a）和冠状位 T_2WI（b）显示由于双侧顶枕叶（实箭）的脑软化灶形成导致中度脑室扩大（空箭）

7.2 中脑导水管狭窄

可能是原发性的，也可能与颅脑畸形有关，如 Dandy-Walker 畸形、Chiari Ⅲ 型畸形。

- 第三脑室和侧脑室扩张，但第四脑室显示正常（图 7.2）。
- 头部大小可能会增大。
- 可能会见到胼胝体变薄。

预后 可能与发育迟缓有关。出生后可能需要进行脑室分流术或内镜下脑室造口术。

7.3 感染引起的脑室扩张

感染是脑室扩张形成的重要原因，尤其是巨细胞病毒（cytomegalovirus，CMV）感染（图 7.5）和弓形体病。

7.3.1 影像学特征

- 侧脑室壁不规则。
- 室管膜下囊性病变。
- 脑室周围钙化。

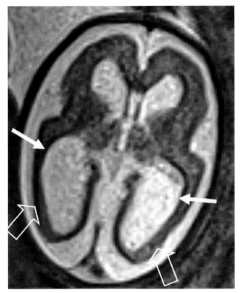

图 7.5　妊娠 31 周巨细胞病毒感染胎儿轴位 T_2WI 显示侧脑室增宽、弥漫性大脑皮质变薄（空箭）并伴有广泛脑沟减少（实箭）

- 白质信号异常。
- 皮质异常。
- 小头畸形。
- 胎儿生长迟缓。
- 肝脏钙化。
- 胎盘肿大。
- 肝脾大。
- 腹水。
- 胎粪性腹膜炎。
- 羊水过多。

7.3.2　鉴别诊断

- 胎儿积水性无脑畸形：颅腔内充满液体，大脑皮质缺如。
- 全前脑畸形：前脑结构存在不同程度的分裂异常。
- 大脉络丛囊肿：有时一个大脉络丛囊肿可能看上去像脑室扩张。然而，仔细检查可能会发现囊肿的壁，并且它还会导致同侧的侧脑室内出现局灶性扩张。

7.4　脑室轻至中度扩大的检查方法

对于轻度或中度脑室扩大（侧脑室直径为 10～15mm）的胎儿，需要进一步评估是否存在其他异常，如遗传异常或先天性异常，因为单纯性脑室扩大一般预后良好（图 7.6）。

其他异常的存在：通过专门超声检查进行评估，胎儿 MRI 是补充性检查手段。与巨脑室相关的皮质畸形和移行异常很少被超声检测到，可以通过 MRI 进行识别（图 7.7）。与超声检查相比，MRI 能够在轻度或中度脑室扩大的胎儿中发现 1%～14% 的重要异常。

孕妇可接受羊膜穿刺术与染色体微阵列分析。

7.4.1　先天性感染相关的巨脑室

对于接受羊膜穿刺术的孕妇，可通过聚合酶链反应检测羊水中巨细胞病毒和弓形体。在母体原发感染 6 周以上进行羊膜穿刺术，其敏感度和特异度为 97%～100%。

对于无法进行羊膜穿刺术的女性，可以提供巨细胞病毒感染、弓形体病 IgG 和 IgM 血清检测。对于 IgM 结果呈阳性的女性，建议进行 IgG 亲和力检测；低亲和力 IgG 和阳性 IgM 表明在过去 3 个月内感染过巨细胞病毒 / 弓形体。

初次检测到胎儿脑室扩张后进行超声随访有助于评估病情的缓解、稳定性或进展情况。如果脑室扩张症状消退或保持稳定，预后通常较好。高达 16% 的病例可能会出现侧脑室进行性扩张，这可以改变该病的诊断和预后。

7.4.2　预后和随访

侧脑室宽度在 10mm 左右很可能代表正常变异，尤其是孤立存在侧脑室扩张时。轻度的侧脑室扩张预后良好，婴儿时期可能是正常的。7%～10% 的单纯性轻度脑室扩

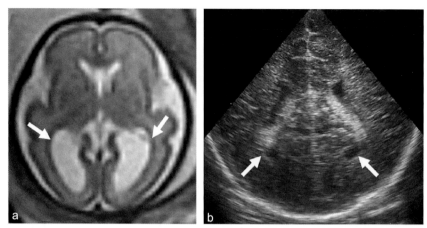

图 7.6 妊娠 28 周胎儿的轴位 T_2WI（a）显示轻度脑室扩大，侧脑室直径为 11mm（实箭）。产后头颅超声检查（b）显示侧脑室直径为 8mm（实箭）

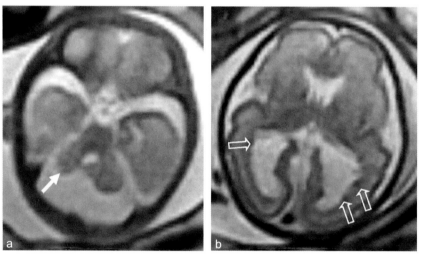

图 7.7 轴位 T_2WI（a、b）显示轻度脑室扩大，侧脑室直径为 12mm。侧脑室周围结节性病变（空箭）和右侧小脑半球发育不全（实箭）

大在胎儿出生后检查中可能会存在其他结构异常。

单纯性轻度脑室扩大的婴儿的存活率很高（93%～98%）。神经发育正常的可能性大于 90%。在单纯性轻度脑室扩张的患儿中，7.9% 的儿童可能出现神经发育迟缓，这与背景率相似。

单纯性脑室中度扩大（13～15mm）患儿预后较差，据报道，神经发育为正常的婴儿概率为 75%～93%。单纯性中度脑室扩大的婴儿的存活率为 80%～97%。对于进行性

脑室扩大的病例，患儿出生后可能需要进行脑室 - 腹腔分流术。

7.5 单侧脑室扩张

单侧脑室扩张为仅一侧侧脑室扩张（10mm 或以上）。许多作者并没有区分单侧脑室扩张和双侧侧脑室扩张。

在一项荟萃分析中，感染（8.2%）是最常见的原因，受影响的胎儿并没有相关的染色体异常。单侧轻度脑室扩张也可能代表正

常变异（图 7.8）。5% 的胎儿出现进行性脑室扩张，但扩张程度低于双侧侧脑室扩张的胎儿。MRI 在产前诊断出 5% 的病例存在额外的脑部异常，但异常程度低于双侧脑室扩张患儿的情况。产后随访 MRI 诊断出 6% 的病例存在额外的脑部异常。单纯性单侧轻度、中度脑室扩张中神经发育迟缓的患病率为 6%（与一般人群相似）。

预后

单纯性轻度、中度脑室扩张预后良好。

伴有异常的单侧脑室扩张和严重的单侧脑室扩张可能预后较差。孕妇需要进行 MRI 产前检查和感染检查，以确认是否是单纯性单侧脑室扩张。

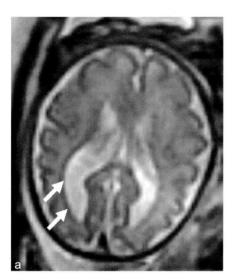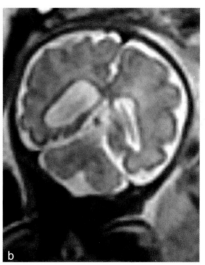

图 7.8 轴位（a）和冠状位 T$_2$WI（b）显示右侧单纯性脑室扩张（实箭）

（刘家艺 译 曾宪春 王荣品 审校）

第8章　颅后窝异常

8.1　胚胎学

胎儿颅后窝主要由以下结构组成：脑干（脑桥和脑泡）、小脑（小脑半球和蚓部）、大脑脚、小脑延髓池、第四脑室和小脑幕。颅后窝的结构由菱脑（后脑）发育而来，随后菱脑分化为髓脑和后脑。

小脑、脑桥和第四脑室上部由后脑发育而成。第四脑室的球部和下部由髓脑发育而成。在妊娠的第6周，随着前后膜区进一步形成，脑桥区发育。

小脑蚓部由前膜区发育而成。小脑延髓池和被称为"Blake囊"的凹陷由后膜区发育而成。第16～18周，随着第四脑室正中孔（foramen-Magendie）和外侧孔（foramen-Luschka）的形成，"Blake囊"消失，最终闭合。然而，第四脑室和小脑延髓池之间的交通在妊娠第20周才能形成。小脑叶和蚓裂从妊娠第5个月开始形成，小脑蚓的原裂在妊娠第22周后才被发现。

颅后窝异常通常包括发育畸形和发育中断。发育畸形是由不正常的发育过程所引起的形态学异常。中断是由于正常的发育过程中受到外部的干扰所导致的异常。

8.2　颅后窝MRI影像学特征

- 轴位图像上小脑延髓池的前后径（正常值＜10mm）。
- 小脑幕的插入角：该角小脑幕在窦汇水平插入，并垂直于枕骨。
- 小脑横径（transcerebellar diameter，TCD）：在轴位或冠状位图像上测量到的小脑最宽的尺寸（图8.1a）。妊娠第19～25周，胎龄等于以毫米为单位表示的TCD。
- 小脑蚓部的头尾径、前后径、形态学。小脑蚓部在正中矢状位（图8.1b）上的大小与标准数据相关联。妊娠第18周MRI可以显示小脑原裂和小脑蚓的顶核（图8.2），但可能存在长达24周的生理延迟。Fastigium-decline线（第四脑室顶点-小脑原裂连接）将小脑蚓部分为上蚓部和下蚓部，线以上为小脑上蚓部（占47%），线以下为小脑下蚓部（占53%）。随着妊娠期的增长，其呈线性增长。随着胎龄的增长，小脑蚓状叶也在增长。
- 脑干-小脑蚓部（BV）夹角：是脑干后表面的一条线和小脑蚓部前表面的一条线之间的夹角（图8.1c）。正常脑干-小脑蚓部夹角为4°～17°，Blake囊肿和小脑蚓部发育不全时此角分别为19°～26°和24°～40°。Dandy-Walker畸形显示该角为45°～112°。
- 正常第四脑室在矢状面上呈三角形

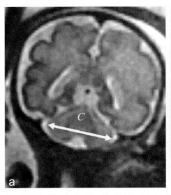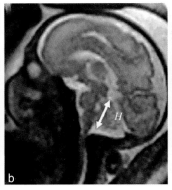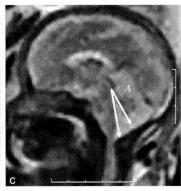

图 8.1　冠状位（a）和矢状位（b）T₂WI 显示正常胎龄 31 周胎儿大脑的图像。图中显示了小脑直径（*C*）和小脑蚓部的高度（*H*）的测量方法。矢状位 T₂WI（c）显示一例胎龄 21 周胎儿大脑的 Blake 囊肿，图中显示出脑干 - 小脑蚓部夹角（*A*）的测量方法

（图 8.2）。

颅后窝畸形的分类

囊性畸形

- 大枕大池。
- Blake 囊肿。
- 小脑蚓部发育不全。
- Dandy-Walker 畸形。
- 蛛网膜囊肿。

发育不全

- 双侧小脑发育不全。
- 单侧小脑发育不全。
- 脑桥 - 小脑发育不全。
- 蚓部发育不全。

发育不良

- 菱脑融合畸形。
- Joubert 综合征及相关疾病。
- 扭结、Z 形脑干。
- 小脑发育不良性神经节细胞瘤。
- 局灶性皮质发育不良。
- 脑桥被盖发育不良。

其他疾病

- 神经管缺陷，如 Chiari 畸形、脑积水。

8.3　囊性畸形

8.3.1　大枕大池

8.3.1.1　定义

大枕大池的前后径通常大于 10mm。通常是偶然发现，不到 20% 的病例合并其他相关疾病，最常见的是脑室肥大和 18- 三体综合征。

8.3.1.2　影像学特征

- 小脑后部脑脊液间隙增大（前后径≥10mm）（图 8.3，图 8.4）。
- 小脑的尺寸在正常胎龄范围之内。

图 8.2　矢状位 T₂WI 显示正常胎龄 24 周的胎儿颅脑图像，图示三角形第四脑室顶点（实箭）和原裂（空箭）

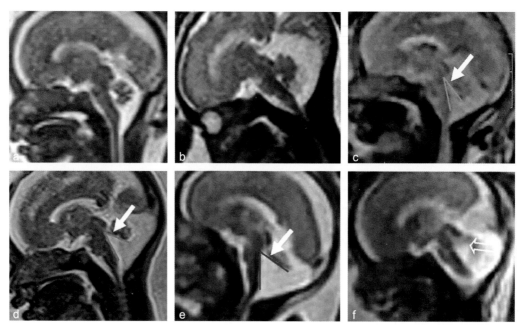

图 8.3　颅后窝异常伴小脑后间隙增大

a. 正常；b. 大枕大池、小脑蚓部发育充分；c. Blake 囊肿，脑干 - 小脑蚓部夹角轻度增大（实箭），小脑和蚓部发育良好；d. 小脑蚓部发育不全——脑干 - 小脑蚓部夹角增大（实箭），小脑蚓部发育不全；e. Dandy-Walker 畸形，脑干 - 小脑蚓部夹角明显增大（实箭），小脑和蚓部发育不良；f. 小脑蚓部发育不全，顶点变钝（空箭）

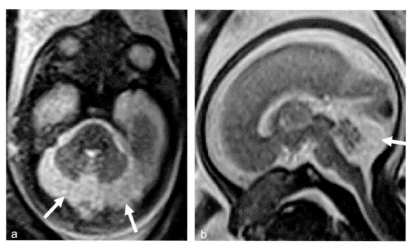

图 8.4　轴位（a）、矢状位（b）T$_2$WI 显示胎龄 26 周胎儿的枕大池扩张（AP 径线约为 11mm）（实箭），小脑大小正常，提示大枕大池

- 矢状位上可见蚓部覆盖第四脑室，脑干 - 小脑蚓部夹角正常。
- 第四脑室、小脑半球及其叶状结构正常，与胎龄相符。
- 由于脑脊液波动，枕骨内可出现扇形改变。

8.3.1.3　鉴别诊断

- 小脑发育不全：小脑尺寸减小。
- Blake 囊肿：脑干 - 小脑蚓部夹角增大，为小脑蚓部的旋转所致。
- 蛛网膜囊肿：小脑半球占位效应。
- 小脑蚓部发育不全：脑干 - 小脑蚓部

夹角增大，蚓部尺寸减小。

● Dandy-Walker 畸形：脑干 - 小脑蚓部夹角增加，蚓部尺寸减小，第四脑室增大，呈囊状，与枕大池相交通。

8.3.1.4　预后

如果是单独发现，预后良好。

8.3.2　Blake 囊肿（BPC）

8.3.2.1　定义

第四脑室正中孔的发育延迟，上髓帆后部进入枕大池区，最终引起 Blake 囊肿的形成。

8.3.2.2　影像学特征

● 小脑蚓部上方的脑脊液信号囊性变，与第四脑室相交通，枕大池增大。

● 小脑蚓部旋转并出现尺寸异常。MRI对于显示小脑蚓部和小脑半球具有重要价值（图 8.3c，图 8.5），尽管可能存在一定的占位效应。

● 脑干 - 小脑蚓部夹角通常为 15°～30°。

● 大多数情况下可自行消退，极少数情况下会伴有脑积水。

8.3.2.3　鉴别诊断

● 蚓部发育不全。

● 大枕大池。

● 蛛网膜囊肿。

● Dandy-Walker 畸形。

8.3.2.4　预后

大多数病例可自然消退。

如果孤立存在，大多数病例预后良好。

8.3.3　小脑蚓部发育不全

8.3.3.1　定义和病理

菱脑顶前上部发育不全导致小脑蚓部体积减小，多为偶发，有时（约 30% 的病例）会出现染色体异常。

8.3.3.2　影像学特征

● 发育不全表现为"小脑蚓部下半部缺失"。第四脑室与下方的枕大池相通（图 8.3d，图 8.6a，b）。

● MRI 有助于识别有无异常褶皱的小脑蚓部。

● 在测量中可发现小脑蚓部头尾部尺寸减小。

● 脑干 - 小脑蚓部夹角为 30°～45°（图 8.6c）。

● 三个平面上综合评估具有重要意义，矢状面由于小脑蚓部与小脑半球重叠，可能会高估小脑蚓部的大小。

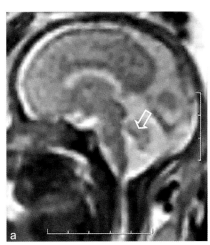
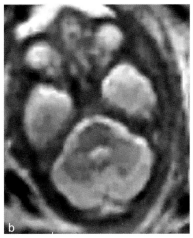

图 8.5　矢状位（a）和轴位（b）T₂WI 显示一例胎龄 24 周胎儿的脑干 - 小脑蚓部夹角为 25°（空箭），小脑其他尺寸均正常，提示 Blake 囊肿形成，随访研究显示囊肿已消退

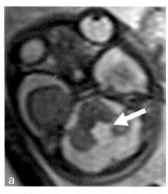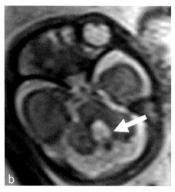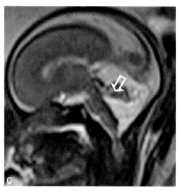

图 8.6　轴位（a、b）和矢状位（c）T$_2$WI 显示一例胎龄 24 周胎儿第四脑室突出（实箭），脑干 - 小脑蚓部夹角增大至 40°（空箭），小脑蚓部减小，提示小脑蚓部发育不全

- 颅后窝正常，有正常的小脑幕疝入。

8.3.3.3　鉴别诊断

Blake 囊肿、Dandy-Walker 畸形。

8.3.3.4　预后

如果是孤立的病灶，高达 77% 的患者预后良好。部分患者可以出现运动、智力发育延迟、共济失调等症状。

8.3.4　Dandy-Walker 畸形

8.3.4.1　定义和病理

Dandy-Walker 是第四脑室峡部出口的瘘管闭合异常所致。第四脑室囊性扩张，颅后窝增大、小脑幕上移，伴小脑蚓部部分或完全发育不全，大多数为偶然发现。有时与 Meckel-Gruber 综合征、PHACES 综合征、Walkcr-Warburg 综合征及染色体异常（9、13、18- 三体综合征，特纳综合征）有关。

8.3.4.2　影像学特征

- MRI 矢状位最为重要。
- 第四脑室扩张，与颅后窝囊肿连续，缺乏正常的顶点。
- 没有小脑蚓部或小脑蚓部较小且向上旋转（图 8.3e，图 8.7a、c）。
- 双侧小脑半球较小（图 8.7a）。
- 小脑幕上移。
- BV 夹角增高，＞ 45°。
- 可能存在脑积水（图 8.7b）。

- 胎儿 MRI 有助于检测中枢神经系统的异常，并且评估小脑蚓部和脑干。
- 脑干可能出现扭结、变薄或呈 Z 形改变，预后较差。

8.3.4.3　鉴别诊断

- Blake 囊肿。
- 小脑蚓部发育不全。
- 大枕大池。
- 蛛网膜囊肿。

8.3.4.4　预后

很可能有运动/智力发育迟缓、共济失调、张力不足、癫痫发作。婴儿和幼儿期的死亡率约为 40%，35% 的患儿可表现为智力正常。

8.3.5　颅后窝蛛网膜囊肿

- 小脑后轴外囊性病变，不与第四脑室相通（图 8.8）。
- 小脑/颅后窝可能存在占位效应（图 8.8）。
- 小脑的尺寸在正常范围内。
- 脑干 - 小脑蚓部夹角在正常范围之内。

鉴别诊断

- Blake 囊肿。
- 小脑蚓部发育不全。
- 大枕大池。

预后良好。

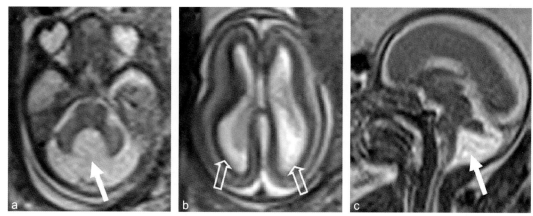

图 8.7 轴位（a、b）和矢状位（c）T₂WI 显示一例胎龄 20 周胎儿的第四脑室扩张，与小脑后方的囊性区域相连续。双侧小脑半球出现分离，并可见脑室扩大（空箭）。脑干 - 小脑蚓部夹角为 65°（实箭），提示 Dandy-Walker 畸形

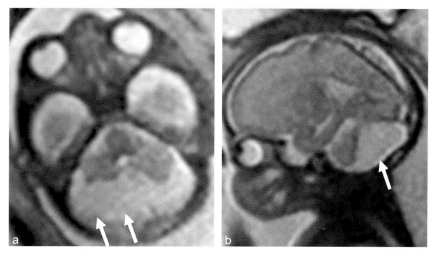

图 8.8 胎龄 20 周胎儿，轴位（a）、矢状位（b）T₂WI 显示小脑蛛网膜囊肿（实箭），引起小脑蚓部和右侧小脑半球的占位效应

8.4 发育不全

8.4.1 全小脑发育不全

8.4.1.1 定义和病理

小脑半球和小脑蚓部较同胎龄的胎儿显得较小，但形态学尚完好。它偶然出现或者与一些染色体疾病（9、13、18- 三体综合征）和 Goldenhar 综合征、Moebius 综合征有关。

8.4.1.2 影像学特征

小脑横径和小脑蚓部体积小于正常胎龄，蛛网膜下腔增大（图 8.9）。对诊断桥小脑发育不全、脑干异常具有重要意义，预后较差。

8.4.1.3 鉴别诊断

大枕大池：小脑尺寸在正常范围内，预后良好。

8.4.2 单侧小脑发育不全

8.4.2.1 定义和病理

小脑的一个半球变小。通常继发于感染、小脑出血、其他损伤等，有时可与 PHACES 综合征同时出现。

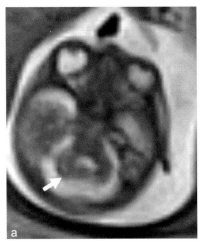
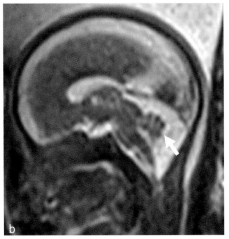

图 8.9　轴位（a）和矢状位（b）T$_2$WI 显示 22 周胎儿的小脑直径（18mm）和小脑蚓部高度（7.5mm）减低，提示小脑发育不全（实箭）

8.4.2.2　影像学特征

小脑半球不对称，一个半球看起来比另一个小（图 8.10），受累的小脑半球可出现形态异常，相邻的小脑蚓部可出现或不出现相关的异常。梯度回波成像有助于显示脑出血改变。

8.4.2.3　预后

如果小脑蚓部未受累且大脑其他部位正常，预后良好。

8.4.3　脑桥 - 小脑发育不全

8.4.3.1　定义和病理

小脑和脑桥发育不全，多数病例是 tRNA 剪接内切酶突变所致。幕上结构的萎缩可在出生后出现。为常染色体隐性遗传病。

8.4.3.2　影像学特征

脑桥腹侧隆起较小或消失，小脑较小（图 8.11）。

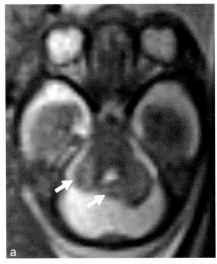
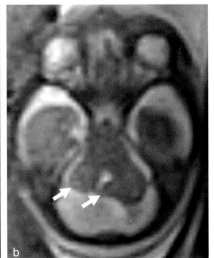

图 8.10　妊娠 21 周胎儿，轴位（a、b）T$_2$WI 显示右侧小脑半球较小，右侧小脑半球与邻近小脑蚓部出现单侧发育不全（实箭）

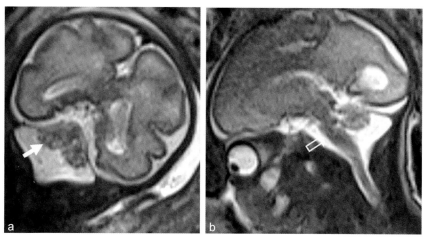

图 8.11　妊娠 31 周胎儿，冠状位（a）T$_2$WI 显示小脑直径缩小（实箭）。正中矢状位（b）图像显示脑桥腹面变平（空箭），提示脑桥 - 小脑发育不全

8.4.3.3　预后

这是一种进展性的疾病，预后较差。建议父母接受遗传咨询，约 25% 的患者有复发风险。

8.4.3.4　鉴别诊断

全小脑发育不全。

先天性肌营养不良。

8.4.3.5　预后

患儿的运动、智力发育迟缓，伴有肌张力低下、共济失调、震颤、认知和语言障碍。

8.4.4　小脑蚓部发育不全

8.4.4.1　定义和病理

小脑蚓部缺失可能是单发的，也可能是 Dandy-Walker 畸形、Joubert 综合征和菱脑融合等疾病的相关表现。

8.4.4.2　影像学特征

小脑蚓部缺如，双侧小脑半球可能相互对称，产生假的小脑蚓部表现。然而，双侧对称的小脑半球之间的异常裂隙是诊断的线索（图 8.3f，图 8.12a、b）。

正中矢状位上看不到顶点和原裂（图 8.12c）。

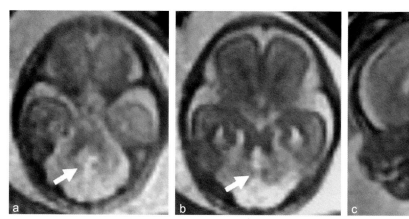

图 8.12　轴位（a、b）T$_2$WI 显示一例 21 周胎儿的小脑蚓部缺失，小脑半球间存在裂隙（实箭）。矢状位（c）图像显示顶点和小脑蚓部的发育不全（空箭）

第四脑室形态学发生了改变（图 8.12c）。

8.4.4.3　预后

很可能出现运动、智力发育迟缓、共济失调。

8.5　发育不良

8.5.1　菱脑融合畸形

8.5.1.1　定义和病理

- 罕见。
- 双侧小脑半球融合，伴有小脑蚓部发育不全。
- 发生在妊娠第 5 ～ 6 周，由小脑蚓部分化异常所致。
- 可发生于患有糖尿病的母亲、与基因相关或作为多个发育异常的一部分。

8.5.1.2　影像学特征

- 双侧小脑半球出现融合，伴有小脑蚓部缺失，可见连续的白质线穿过中线（图 8.13a、b）。
- 小脑横径和小脑体积缩小。
- 小脑中线矢状位显示顶点缺失和小脑蚓部缺失（图 8.13c）。
- 可伴有脑积水、隔膜和胼胝体异常、

脑裂畸形。

8.5.1.3　预后

可能出现运动、智力发育迟缓、共济失调、张力减退、癫痫发作和精神障碍。如果伴有脑室扩张，预后较差。

8.5.2　Joubert 综合征和臼齿征相关疾病

8.5.2.1　定义和病理

Joubert 综合征是常染色体隐性遗传病，其特征主要为纤毛功能受损。有 6 种亚型，它们都在影像学上表现为臼齿征。肝脏、肾脏等多个器官也可能受累。

8.5.2.2　影像学特征

- 缺乏皮质脊髓束、小脑上束和脑桥中央束的十字交叉。
- 小脑蚓部发育不良或小脑蚓部缺失（图 8.14a）。
- 中脑水平轴位显示臼齿样外观，其主要是由于小脑上脚增厚和脚间窝池的加深（图 8.14b、c）。
- 第四脑室出现异常，呈现蝙蝠翼状征象。
- 可伴有脑室扩大、脑膨出、胼胝体发育不良。

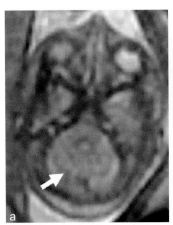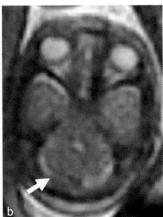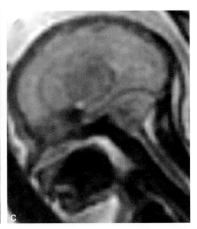

图 8.13　妊娠 21 周胎儿，轴位（a、b）和矢状位（c）T₂WI 显示小脑呈圆形融合（实箭），没有小脑蚓部，考虑为菱脑融合畸形

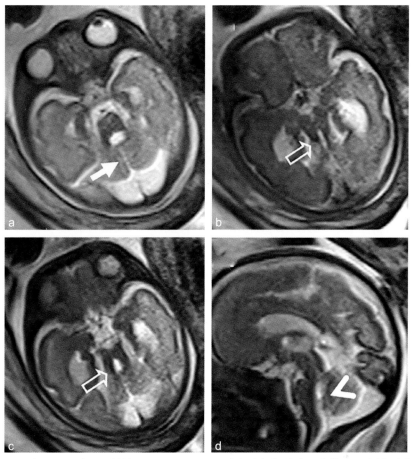

图 8.14 妊娠 30 周胎儿 MRI 表现，轴位（a～c）T₂WI 显示小脑蚓部缺失（实箭）。双侧小脑上脚拉长（空箭）呈臼齿样外观，伴双侧侧脑室轻度扩张。矢状位（d）图像显示顶点缺失（箭头）

- 尽管超声也可以发现这些异常征象，但 MRI 能更好地显示这些异常。

8.5.2.3 鉴别诊断
小脑蚓部发育不全。

Dandy-Walker 畸形。

8.5.2.4 预后
产后预后很差，大多数患儿会有严重残疾。因此，应该早期终止妊娠。如果知道致病基因，可通过 DNA 检测进行产前诊断，推荐夫妇在胎儿 20～22 周时进行超声检查，如有必要，还可以进行 MRI 检查。

8.5.3 扭结、Z 形脑干

8.5.3.1 定义和病理
这是一种罕见的疾病，由胎儿在 7 周时脑干发育停滞所造成。它可见于先天性肌营养不良、X 连锁脑积水和微管蛋白病。

8.5.3.2 影像学特征
脑桥、中脑扭结或 Z 形脑干改变（图 8.15a）。脑桥和延髓可能出现分叉样改变，脑干缩小，可伴发小脑发育不全（图 8.15b）、脑室扩大（图 8.15c）、胼胝体发育不良或神经元移行障碍等相关疾病。

8.5.3.3 预后
预后较差。

8.5.4 小脑皮质发育不良

8.5.4.1 定义和病理
小脑皮质发育不良可以表现为局灶性或者弥漫性，可以偶然发现，也可以与其他畸

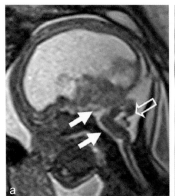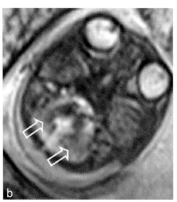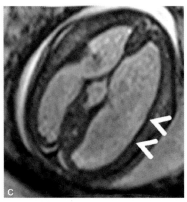

图 8.15　妊娠 22 周胎儿 MRI 表现，矢状位（a）和轴位（b）T$_2$WI 显示异常的扭结、Z 形脑干（实箭），伴有全小脑发育不良（空箭）。轴位（c）T$_2$WI 显示脑室扩大 - 先天性肌营养不良（箭头）

形、遗传疾病共同发生。弥漫性皮质发育不良与多种遗传性疾病、先天性肌营养不良综合征、先天性巨细胞病毒（CMV）感染等有关。

8.5.4.2　影像学特征

无水平叶状结构、杂乱的组织结构、小脑半球表面不规则、小脑半球肥大、灰质异位和小脑内囊肿形成。

8.5.5　小脑被盖发育不良

小脑被盖发育不良是一种罕见的病症。其特征是脑桥腹侧肥大，脑桥背侧表面呈架子状突起。

8.6　Chiari 畸形

Chiari 畸形（图 8.16）已在神经管缺陷一章中讨论过。

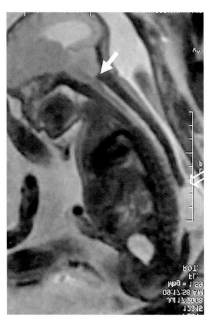

图 8.16　矢状位 T$_2$WI 显示一例 20 周胎儿的小脑扁桃体下疝（实箭）和腰骶部脊膜膨出（空箭），提示 Chiari Ⅱ 型畸形

（廖　旦　译　曾宪春　王荣品　审校）

第 9 章

神经元增殖、移行和皮质组织异常

皮质发育畸形（malformations of cortical development，MCD）的发生有多种原因，如遗传综合征、感染、血管或代谢紊乱。MCD的特征是皮质异常或存在灰质异位（图 9.1）或大脑尺寸异常（巨脑畸形或小头畸形）。

超声检查在评估大脑周围结构、脑沟和脑回方面存在局限性。MRI 可以更好地观察到大脑周围的异位组织和结构。然而，进行MRI 检查时的胎龄可能会限制诊断的准确性，因为一些发现可能仅在妊娠晚期才能被观察到。

9.1 胚胎学

大脑皮质的发育分为 3 个重叠的阶段。
- 神经元增殖和凋亡。
- 神经元移行。
- 神经元重组和成熟。

神经元增殖和凋亡发生在妊娠第 4 ～ 16周的生发区，即沿侧脑室边缘。神经元移行发生在妊娠第 8 ～ 24 周，神经元从生发区放射状移行到外周皮质。早期移行的神经元占据大脑皮质的深层，而后期移行的神经元则移行至皮质的表层。神经元的重组和成熟从妊娠第 22 ～ 24 周开始，一直持续到出生后2 岁，随着神经元间连接的建立，六层功能性皮质不断发育。在增殖和移行阶段结束时，大脑显示出大部分结构，但皮质较为光滑（脑沟形成较少）。在重组和成熟末期，脑沟和脑回及皮质厚度都会增加。脑沟的发育过程贯穿整个妊娠中期和晚期（表 9.1，图 9.1）。初级脑沟是最初出现在大脑表面的凹陷。次级和三级脑沟在后期作为初级脑沟的分支而发育。

表 9.1 在 MRI 上可见脑沟和原发沟时的孕周

孕周	沟回形成
18 ～ 22 周	大脑外侧裂
19 ～ 23 周	顶枕沟
19 ～ 23 周	距状沟
26 ～ 27 周	中央沟
25 ～ 29 周	扣带回
27 ～ 29 周	凸面沟
> 33 周	广泛的沟回形成

大脑外侧裂

大脑外侧裂在妊娠第 18 周时首次显示在MRI 上（图 9.2a），呈钝角，并在妊娠第 25周时逐渐发展为锐角（图 9.2d）。发展阶段见图 9.2 和图 9.4。

顶枕沟

顶枕沟将顶叶与枕叶分隔开来，在大脑内侧表面表现为裂隙（图 9.2）。在 MRI 中，该裂隙在轴位（图 9.2）和矢状位（图 9.3）显示清晰。

扣带回

扣带回位于大脑的内侧表面。它平行于

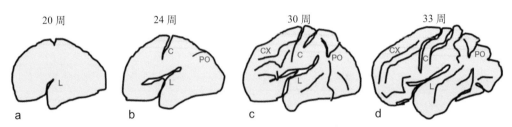

图 9.1　大脑外侧表面脑沟发育示意图
L.大脑外侧裂；C.中央沟；PO.顶枕沟；CX.凸面沟

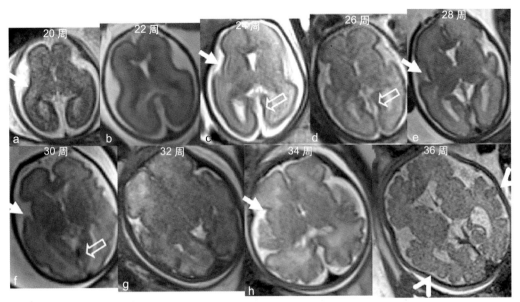

图 9.2　不同胎龄胎儿在第三脑室水平的轴向 T₂WI 显示大脑外侧裂（实箭）、顶枕沟（空箭）和皮质沟（箭头）的发育

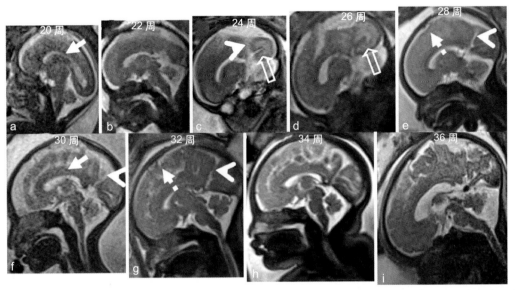

图 9.3　不同胎龄胎儿的矢状位 T₂WI 显示胼胝体（实箭）、顶枕沟（箭头）、距状沟（空箭）和中央沟（虚箭）的发育

胼胝体的嘴部、体部和压部。因为它的形态是弯曲的，其前部在轴位 MRI 上得到很好显示，中间部分在冠状位图像上得到清晰描绘（图 9.4）。

中央沟

妊娠第 26 ～ 27 周时，MRI 上可显示中央沟。在轴位（图 9.5）和矢状位（图 9.3）上可以清楚地显示。

距状沟

距状沟位于枕叶内侧。其从顶枕裂的内侧开始向后延伸至枕极。在 MRI 中，其在矢状位（图 9.3）和冠状位（图 9.6）上均可清晰显示。

凸面沟

随着胎儿大脑的成熟，这些凸面沟可以在大脑半球的侧面观察到（图 9.6）。这些凸

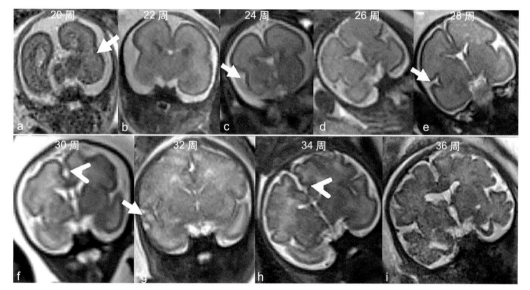

图 9.4　不同胎龄胎儿在蝶鞍水平的冠状位 T$_2$WI 显示大脑外侧裂（实箭）和扣带回（箭头）的发育情况

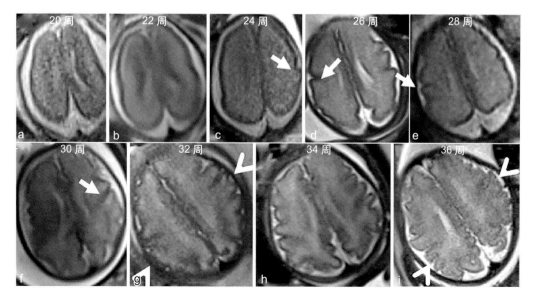

图 9.5　不同胎龄胎儿在放射冠水平的轴向 T$_2$WI 显示中央沟（实箭）和皮质沟（箭头）的发育情况

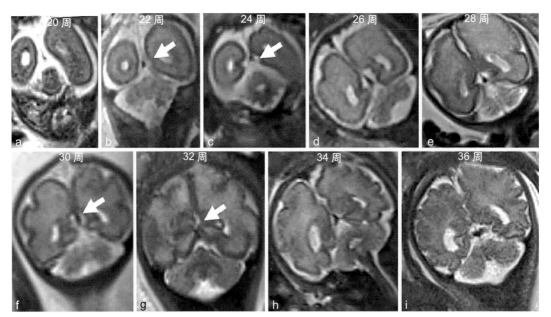

图 9.6　不同胎龄胎儿在枕叶水平的冠状位 T_2WI 显示距状沟的发育情况（实箭）

面沟包括中央沟、颞上沟及大脑半球外侧表面的其他脑沟。MRI 在显示大脑半球下表面和外侧表面的脑沟方面优于超声检查。

外侧沟

外侧沟是分隔颞叶和顶叶的最明显的结构之一。从妊娠第 18 周开始就可以观察到，并且在矢状位上得到清晰显示（图 9.7）。

大脑皮质发育畸形根据主要的潜在机制主要分为四大类。

皮质发育畸形的分类

- 第一组：细胞异常增殖或凋亡。
- 第二组：神经元异常移行。
- 第三组：移行后发育异常（重组）。
- 第四组：遗传性代谢缺陷

本文列举并讨论了这些大脑皮质发育中的主要疾病。

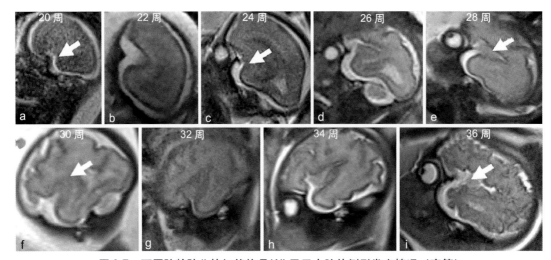

图 9.7　不同胎龄胎儿的矢状位 T_2WI 显示大脑外侧裂发育情况（实箭）

9.2　第一组：细胞异常增殖或凋亡

9.2.1　总论

9.2.1.1　小头畸形

- 皮质形态正常或简化。
- 小头畸形伴无脑回畸形。
- 小头畸形伴广泛多小脑回。

9.2.1.2　巨脑畸形 / 巨头畸形

9.2.1.3　细胞异常增殖

- 非肿瘤性

A. 结节性硬化症（错构瘤）。

B. 半侧巨脑畸形。

C. 局灶性皮质发育不良（Ⅰ型和Ⅱb型）。

- 肿瘤性

神经节胶质瘤、胚胎发育不良性神经上皮肿瘤。

细胞异常增殖紊乱可导致形成过多的神经元或神经元数量减少或神经元异常。神经元增殖增加或细胞凋亡减少导致巨脑畸形和半侧巨脑畸形的形成。神经元增殖减少或凋亡增加导致小头畸形。局灶性皮质发育不良是由于异常细胞的形成而发生的。

9.2.2　小头畸形

9.2.2.1　定义

当胎儿头部测量值低于正常同龄胎儿第3百分位数时就称为小头畸形。

9.2.2.2　病理

已确定许多遗传性疾病、综合征、感染和多种原因可导致小头畸形。如果大脑在早期阶段出现异常时则可能是原发性小头畸形。在继发性小头畸形中，大脑发育正常，但会因某种损伤、事件而停止。

原发性小头畸形是由于细胞生成减少或凋亡增加而造成的。其有两种亚型：①具有简化脑回模式的小头畸形（轻度）；②无脑回畸形的小头畸形（严重）。

9.2.2.3　影像学特征

- 脑体积减少。头围小于第3百分位数（图9.8a、b）。

- 前额倾斜、额叶小（图9.8c）、蛛网膜下腔扩大和胎盘厚（测量值＞5cm）。

- 具有简单脑回模式的小头畸形，显示出很少的浅脑沟，皮质厚度正常（3mm），通常是一种孤立的异常。小头无脑回畸形的特点是皮质增厚（＞3mm）、皮层表面光滑，通常伴有其他脑部畸形（图9.9）。

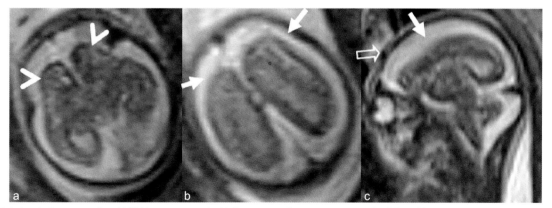

图 9.8　妊娠 23 周胎儿的轴位（a、b）、矢状位（c）图像显示双侧大脑半球体积缩小，尤其是额叶（箭头）、蛛网膜下腔扩大（实箭）和前额倾斜（空箭），提示小头畸形

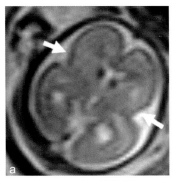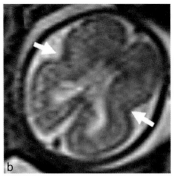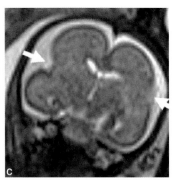

图 9.9 妊娠 27 周胎儿的轴位（a、b）、冠状位（c）图像显示头部尺寸减小，脑沟发育普遍减少，侧沟变浅（实箭），提示微脑回畸形

- 妊娠中期患者可能有前脑无裂畸形或脑膨出。
- 妊娠晚期患者可能有异常的脑沟形成或神经元移行异常。
- 胎儿脑 MRI（妊娠 32 周或之后）有助于检测神经元移行异常，如无脑回和多小脑回。

9.2.2.4 预后

大多数小头畸形患儿都有智力和神经方面的障碍。

9.2.3 巨脑畸形

9.2.3.1 定义

巨脑畸形的特点是大脑异常增大，可以是单侧或双侧的。巨脑畸形可累及整个或部分大脑半球。既可以是孤立的，也可以与综合征相关。

9.2.3.2 病理

巨脑畸形是一种先天性畸形，其中细胞生成增加或细胞凋亡减少导致大脑半球呈错构瘤性过度生长。从宏观上看，受影响的半球显示出过度生长、皮质发育异常，出现中间伴有正常外观大脑的和不同比例的无脑回、多小脑回、巨脑回和无脑回畸形。

9.2.3.3 影像学特征

- 头围可能会增大。
- 单侧或双侧大脑半球体积增大。

- 巨脑畸形同侧的侧脑室扩张且皮质增厚，MRI 可以清晰显示这一点（图 9.10）。
- 通常与灰质异位、无脑回或多小脑回相关（图 9.10b）。

9.2.3.4 鉴别诊断

巨脑畸形的特征是头围比人群平均值高出 2 个标准差，其原因有多种。其通常表现为正常的大脑解剖结构和正常的信号强度。

9.2.3.5 预后

受影响的儿童可能会出现智力低下、癫痫发作和神经系统异常。

9.2.4 异常增殖：异常细胞类型——结节性硬化

9.2.4.1 定义和病理

异常增殖是一种涉及多器官的神经皮肤疾病，以多发良性肿瘤、错构瘤为特征。

自发基因突变占总病例的 50% ~ 85%。其余的表现为常染色体显性遗传。

产前 MRI 评估通常在有家族史或超声检查显示心脏横纹肌瘤的胎儿中进行。

9.2.4.2 影像学特征

- 在超声检查上可能难以识别，因此患有心脏肿块、横纹肌瘤（图 9.11a）的胎儿需要通过 MRI 进一步评估。
- 可见到侧脑室周围、皮质和皮质下结节：这些病灶在 T_2 加权成像上表现为低信号

（图 9.11c），在 T_1 加权成像上由于无髓鞘周围组织而表现为高信号。

- 结节形状不规则，其长轴垂直于侧脑室壁。

- 室管膜下巨细胞星形细胞瘤表现为毗邻室间孔的肿块（图 9.11b），可能导致脑积水。

- 脑部 MRI 正常并不能排除结节性硬化症的诊断。

9.2.4.3　预后

多个器官可能受到累及。即使产前检查正常，高危患者也需要进行产后脑部 MRI 检查。

横纹肌瘤可能会自发消退、保持不变或伴有心律失常。

患儿可能出现临床三联征：皮脂腺瘤、智力障碍、癫痫发作。

室管膜下巨细胞星形细胞瘤的发生风险很高。

9.2.4.4　鉴别诊断

灰质异位：灰质呈等信号。

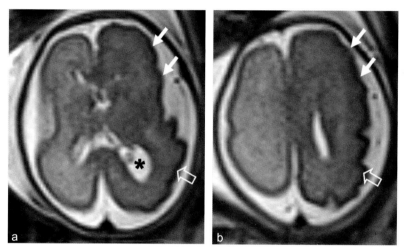

图 9.10　妊娠 25 周胎儿的轴位（a、b）图像显示左侧大脑半球增大（实箭），同侧侧脑室轻度扩张（星号）。受影响的大脑半球显示过度髓鞘化和多小脑回（空箭）

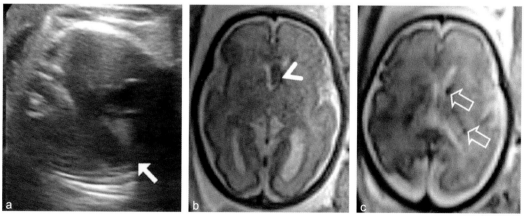

图 9.11　妊娠 28 周胎儿的超声图像（a）显示心脏高回声病变——横纹肌瘤（实箭）。轴位 MRI（b、c）显示室间孔区室管膜下巨细胞星形细胞瘤（箭头）和双侧侧脑室周围结节（空箭），提示结节性硬化

9.3 第二组：神经元异常移行

9.3.1 总论

9.3.1.1 无脑回畸形
- 典型无脑回畸形（Ⅰ型）。
- 鹅卵石状无脑回畸形（Ⅱ型）。

9.3.1.2 灰质异位
- 室管膜下异位。
- 皮质下异位。
- 边缘神经胶质细胞异位。

神经元移行障碍包括典型的无脑畸形，其是由神经元移行停止而导致的；鹅卵石状无脑回畸形是由神经元过度移行引起的。由于神经元异位移行而发生灰质异位（图9.12）。

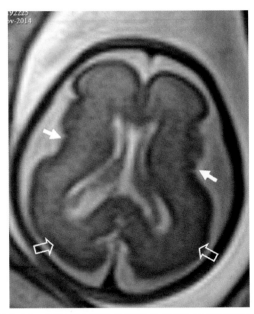

图9.13 妊娠28周胎儿的轴位 T_2WI 显示脑沟发育减少（实箭）和双侧顶、枕区带状异位（空箭）

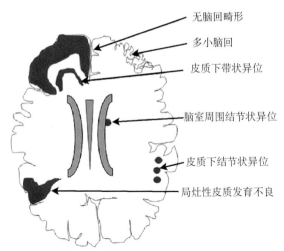

无脑回畸形
多小脑回
皮质下带状异位
脑室周围结节状异位
皮质下结节状异位
局灶性皮质发育不良

图9.12 无脑回畸形、多小脑回、灰质异位、局灶性皮质发育不良示意图

9.3.2 弥漫性神经元异常停滞：经典无脑回畸形（Ⅰ型）

9.3.2.1 定义
无脑畸形的患儿大脑表面光滑，皮质厚且没有脑沟，还可能伴有特有的巨脑回、带状灰质异位（图9.13）。

9.3.2.2 影像学特征
- 完全型：大脑表面普遍光滑（图9.13）。

- 不完全型：由顶枕叶无脑回组成，颞叶和额叶下部有少量浅沟。大脑半球可能会出现较浅的侧裂，呈现出"八"字形或沙漏形的结构。

- 增厚的皮质可显示出三层：薄的外周 T_2 低信号层、薄的中间 T_2 高信号细胞稀疏层和厚的内部 T_2 低信号灰质层，这表明神经元停滞。皮质下白质变薄，因为没有正常的白质组织进入脑回。

- 在对胎儿 MRI 进行解读时，胎儿孕周十分重要，继而再对畸形进行讨论分析。因为妊娠第20周之前，胎儿大脑外观光滑是正常的。妊娠第24周时，当外侧裂和顶枕裂缺失或变浅时，通过 MRI 才可以怀疑无脑回畸形。

- 生发基质中可见囊性区域，这是大脑发育停止的迹象。

9.3.3 神经元移行过度：鹅卵石状无脑回畸形Ⅱ型（2型）

9.3.3.1 定义和病理
特点是皮质表面结节。它是由于生发基质神经元过度移行至脑回之外造成的。

其可能与先天性肌营养不良、综合征和突变性疾病有关。

9.3.3.2　影像学特征

- 缺乏正常的沟回。
- 大脑皮质表面呈现结节状，主要分布在大脑前部。
- 相关的畸形包括脑室扩大、胼胝体发育不全、导水管狭窄、下蚓部发育不全及呈现"Z"形外观的脑桥中脑扭结。

9.3.3.3　预后

其与严重的精神发育迟滞、癫痫发作和发育迟缓有关。严重的病例，患儿会在出生后几年内死亡。

如果已知基因突变，可以通过 DNA 分析进行早期产前诊断。

可以向家长建议终止妊娠。

9.3.4　局灶性神经元移行障碍：灰质异位

9.3.4.1　定义

由于移行受阻，神经元聚集在异常位置——从室管膜下区域到皮质下区域的任何部位（图 9.12）。

灰质异位可能单独发生，也可能与其他大脑异常 / 综合征有关。异位可以是结节型（室管膜下或皮质下），也可能是带状类型。

9.3.4.2　影像学特征

- 室管膜下结节状灰质异位：沿侧脑室壁可见少数或多个椭圆形或圆形结节。通常沿着双侧侧脑室的三角或枕角区域分布（图 9.12，图 9.14）。
- 这些结节在所有成像序列上均呈现与灰质等信号，并且其长轴平行于侧脑室壁。周围无水肿。它们可能与脑室扩大等畸形有关。
- 皮质下结节状灰质异位：这些结节见于皮质下区域，与覆盖的薄皮质相邻。其大小不等，从亚厘米病变到占据大脑半球大部分的大病变（图 9.12）。
- 带状异位（"双皮层"）：带状异位在女性中更常见，并且可能是家族性的（X 连锁显性）。它是位于皮质下区域的一条光滑的灰质条纹。带状异位平行于上覆皮质（图 9.12，图 9.13）。它们也被认为是一种轻度的无脑回畸形，可以是部分性的，也可以是完全性的。上覆皮质显示出浅沟，厚度正常或减小。

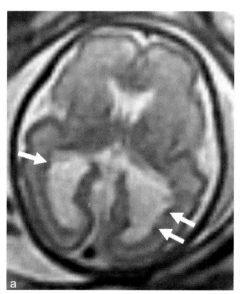
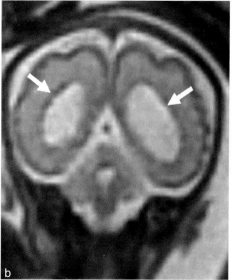

图 9.14　胎儿的轴位（a）、冠状位（b）T$_2$WI 显示脑室扩大并伴有双侧侧脑室周围结节状异位（实箭）

9.3.4.3　鉴别诊断

结节性硬化症：结节形状不规则，长轴垂直于侧脑室壁，部分周围可出现水肿。

颅内出血：可能沿室管膜引起结节，并可能与丘脑尾侧沟和脑室出血有关。MRI，尤其是梯度序列对其具有较好的诊断性。

感染：尤其是巨细胞病毒感染可能导致神经元移行异常，并可能与胎儿生长迟缓和水肿有关。

9.4　第三组：移行后发育异常（重组）

9.4.1　总论

- 多小脑回畸形和脑裂畸形。
- 先天性代谢缺陷继发的皮质发育不良。
- Ⅰ型和Ⅲ型局灶性皮质发育不良。
- 移行后小头畸形（也在第一组）。

缺血或感染等产前原因可能会导致大脑皮质重组紊乱。大脑表面部分的损伤可能导致多小脑回畸形，而大脑整个全层的损伤可能导致脑裂畸形。

9.4.2　多小脑回畸形

9.4.2.1　定义

多小脑回畸形（polymicrogyria，PMG）是指小脑回迂曲增多。它可能与巨脑回畸形有关，意味着宽扁平的沟回。多小脑回畸形可以单独出现，也可以与综合征和其他大脑异常相关。

9.4.2.2　影像学特征

● 多小脑回可以是弥漫性的，也可以是局灶性的，可以是单侧的，也可以是双侧的。

● 过多的小脑回会导致皮质出现"过度折叠"或"锯齿状外观"（图9.12，图9.15）。

● 有时小脑沟融合，可能使皮质表面光滑。

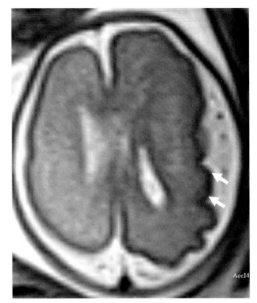

图 9.15　妊娠 25 周胎儿的轴位 T_2WI 显示左侧大脑半球的半侧巨脑畸形并伴有多小脑回畸形（实箭）

● 异常的脑回模式、异常的灰白质连接或大脑半球的不对称可能是进行进一步检查的线索。

● 多小脑回通常发生在外侧裂区。由于畸形，外侧裂显得又深又宽。

● 多小脑回皮质的厚度可能为正常（3mm）或增厚（4～6mm）。邻近白质可能显示异常 T_2 高信号。

● 本病可能与大脑异常有关，如胼胝体发育不全、半侧巨脑畸形或小头畸形。

9.4.2.3　鉴别诊断

无脑回畸形、先天性巨细胞病毒感染。

9.4.2.4　预后

多小脑回畸形是一种常见的畸形，受影响的患者经常出现癫痫发作。当存在相关异常综合征时，预后会变得更差。

9.4.3　脑裂畸形

9.4.3.1　定义

脑裂畸形（schizencephaly）是指从皮质表面延伸到脑室的裂缝，并被覆灰质。它可以偶尔发生，也可以是产前受到损伤，或极少数是家族性的。脑裂畸形可发生在单侧或双侧，有两种类型：闭唇型脑裂畸形和开唇型脑裂畸形。

9.4.3.2　影像学特征

- 闭唇型脑裂畸形（1 型）：指裂隙两侧壁靠近，通常为单侧（图 9.16）。

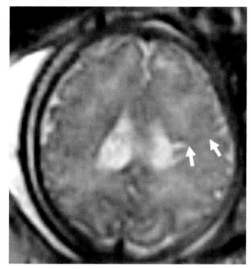

图 9.16　妊娠 33 周胎儿的轴位 T_2WI 显示左侧额叶区域灰质裂隙（实箭头），提示闭唇型脑裂畸形

- 开唇型脑裂畸形（2 型）：裂隙被侧脑室延伸出来的脑脊液（CSF）分离。常见于双侧。裂隙呈楔形，前端朝向脑室，底部朝向脑表面（图 9.17）。

- 裂隙内衬的灰质可能显示出巨脑回或多小脑回区域。室管膜下异位可能发生在脑室周围区域。

- 虽然开唇型脑裂畸形很容易在胎儿 MRI 中被识别，但闭唇型可能很难诊断，通常表现为沿室壁的小凹陷。

- 脑裂畸形通常合并透明隔缺如和视隔发育不良。

9.4.3.3　鉴别诊断

脑穿通畸形：发生在破坏性损伤后，没有灰质被覆。

蛛网膜囊肿：表现为轴外囊肿。邻近的脑实质移位或重塑。

9.4.3.4　预后

脑裂畸形可能与耐药癫痫发作有关。如脑裂较小或闭合，神经功能缺损程度较轻。当裂口较大时，可能会有严重的神经系统损伤。可建议终止妊娠。

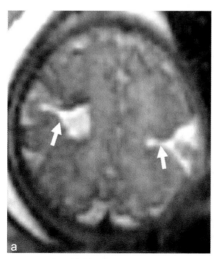
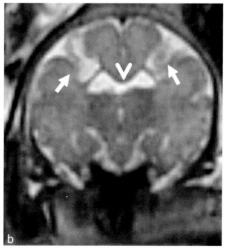

图 9.17　妊娠 34 周胎儿的轴位（a）、冠状位（b）T_2WI 显示双侧额叶区域内衬灰质裂隙（实箭），提示开唇型脑裂畸形。还可以见到相关的透明隔缺如（箭头）

9.4.4　皮质发育不良

9.4.4.1　定义

皮质发育不良（cortical dysplasia）是一组各种不同种类的皮质畸形，是产后癫痫的常见原因。

9.4.4.2　影像学特征

● 胎儿皮质发育不良在 MRI 中可能很难发现，对其描述基于出生后的高分辨率 MRI 研究。

● 对于有大脑异常的胎儿，如胼胝体发育不全，检查是否有相关的皮质发育不良非常重要。

● 可能存在局灶性皮质增厚、异常 T_2 高信号或异常沟回模式（图 9.18）。

● 可能存在相关的节段或脑叶发育不全/萎缩。

9.4.4.3　预后

这是出生后癫痫的常见原因，可能需要切除。预后也因相关的大脑异常而异。

9.5　第四组：遗传性代谢缺陷

有时，先天性代谢缺陷可能表现为大脑皮质畸形，如小头畸形、巨头畸形、灰质异位和多小脑回畸形。相关发现包括明显的蛛网膜下腔、室管膜下或皮质下囊肿、脑室扩大、小脑异常和胼胝体发育不全。

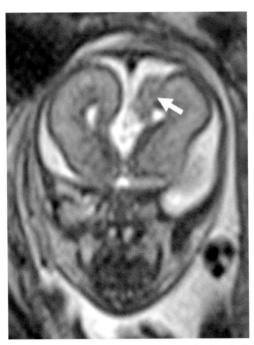

图 9.18　妊娠 27 周胎儿的冠状位图像显示胼胝体发育不良伴左额叶局部皮质异常（发育不良）（实箭）

（任婧雅　译　董素贞　审校）

第 10 章　　颅内囊肿、肿瘤和肿块

10.1　颅内囊肿

常见的颅内囊肿有蛛网膜囊肿、脑穿通性囊肿、脉络膜囊肿和脑室旁假性囊肿。

10.1.1　蛛网膜囊肿

10.1.1.1　定义

蛛网膜囊肿为轴外囊肿，由脑脊液组成，位于蛛网膜层内。

10.1.1.2　影像学特性

- MRI 的作用是明确诊断，与其他囊肿鉴别，并排除任何皮质畸形。
- 脑脊液外高信号囊肿。
- 常见发病部位为半球间区、枕区、外侧裂、颅底和鞍上区。
- 会对邻近大脑产生占位效应（图 10.1）
- 邻近颅骨可能呈扇形。
- 多普勒超声检查有助于观察血管走行，以排除类似囊肿的血管畸形。

10.1.1.3　预后

如果蛛网膜囊肿是孤立的，则预后良好。

通常这些囊肿会随着妊娠时间的延长而消失。在大多数病例的脑实质中是正常的。

极少数情况下囊肿快速增大时，需要定期检查以监测其变化。

当囊肿有相当大的占位效应时，这些囊肿可能需要在出生后切除。当出现脑积水时，由于占位对脑脊液通路的影响，可能需要进

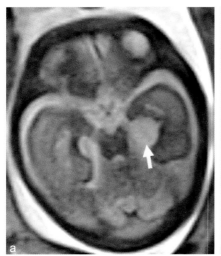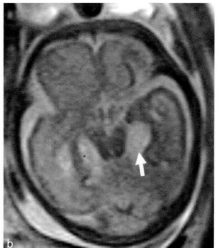

图 10.1　妊娠 31 周胎儿的轴位（a、b）T$_2$WI 显示左侧颞正中区域有一个轴外囊肿（实箭）——蛛网膜囊肿

行分流。

10.1.1.4 鉴别诊断

- 脑穿通性囊肿：在 10.1.2 中讨论。
- 脑裂畸形：与侧脑室沟通，裂隙内衬灰质。
- Dandy-Walker 畸形：与第四脑室扩大和脑干 - 小脑蚓部夹角增大（> 45°）相关。颅后窝蛛网膜囊肿可出现占位效应，压迫小脑半球和第四脑室。
- 纵裂囊肿伴胼胝体发育不全（图 10.2）：囊肿可能表现为分隔、占位效应和脑室不对称。

10.1.2 脑穿通性囊肿

10.1.2.1 定义和病理

囊肿是由于大脑梗死或局限性病灶破坏而形成。常见原因是感染、出血和胎盘早剥导致的缺血。

影像学特征

- 软脑膜内囊肿壁光滑，有时与脑室相通。囊肿内可能伴有出血，无占位效应（图 10.3）。

- MRI 有助于评估相关的脑实质改变 / 脑软化。

鉴别诊断

蛛网膜囊肿：轴外性，有占位效应。

与侧脑室相通的脑裂畸形：穿通性脑囊肿需与脑裂畸形相鉴别，后者通常表现为脑室壁内衬灰质。

预后

本病预后取决于病灶位置、大小和相关的实质变化。可能伴有癫痫发作。

10.1.3 脉络膜囊肿

沿侧脑室脉络丛分布。它可能是偶然发现的，也可能与 18- 三体综合征相关。

预后

孤立性脉络膜囊肿预后良好。多发性脉络膜囊肿是 18- 三体综合征的标志。

10.1.4 脑室旁假性囊肿

脑室旁假性囊肿可继发于感染、代谢紊乱和染色体异常（图 10.4）。胚芽基质出血后可出现尾状脑沟囊肿。

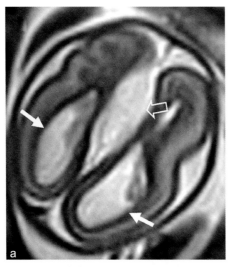
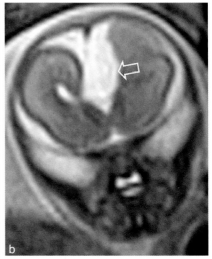

图 10.2 妊娠 26 周胎儿的轴位（a）、冠状位（b）T₂WI 显示胼胝体发育不全、脑室扩张（实箭）和半球间囊肿（空箭）

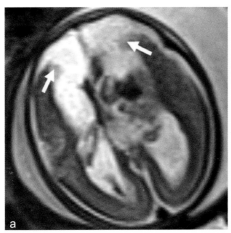
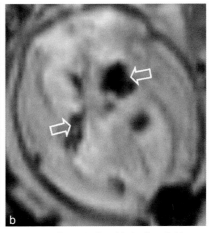

图 10.3　妊娠 25 周胎儿的轴位 T_2（a）和 GRE（b）图像显示双侧额区脑穿通性囊肿（实箭）。双侧可见生发基质脑室内出血（空箭）

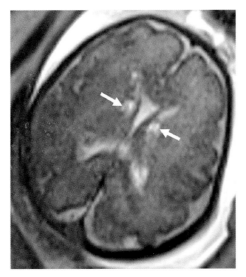

图 10.4　胎儿轴位 T_2WI 显示双侧侧脑室旁假性囊肿（实箭）

10.2　血管异常

血管异常包括 Galen 静脉畸形和硬脑膜静脉窦畸形。

10.2.1　Galen 静脉畸形

Galen 静脉畸形是一种动静脉瘘，可导致高心输出量心力衰竭。

影像学特征

- 瘘管动脉引流到 Markowski 正中前脑静脉，通常在妊娠第 11 周消退。如果这种连接未消退会导致 Galen 静脉扩张。脑血管盗血可导致脑缺血，占位效应可导致脑积水。

- 除畸形之外，MRI 还有助于描述脑实质的变化。

10.2.2　硬脑膜窦畸形

定义

硬脑膜窦、窦汇的发育异常导致。

受累硬脑膜静脉窦呈局灶性扩张。上矢状窦、横窦、乙状窦、窦汇均可受累。在扩张的静脉窦内有血栓形成。

影像学特征

- 超声检查：扩张的硬脑膜囊表现为强回声或囊性病变。有时，在无血栓形成的部分可见血流。

- 在超声检查中，硬脑膜窦畸形可能被误认为是一个肿块，而 MRI 对于显示扩张的静脉窦和血栓成分具有优势。

- MRI 上，扩张的硬脑膜囊在 T_2 加权像上呈低信号，呈三角形（图 10.5）。囊内血栓在 T_1 加权像上表现为高信号区，在 T_2WI 上表现为明显低信号区。可继发颅内出血、

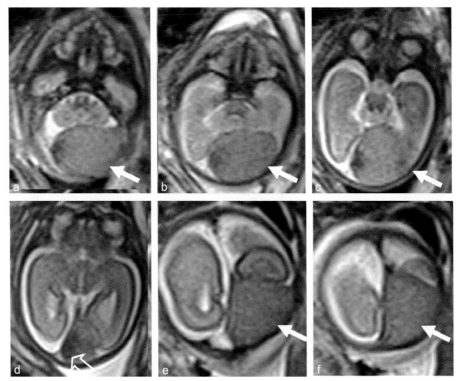

图 10.5　胎儿轴位（a～d）和冠状位（e、f）T$_2$WI显示上矢状窦和左侧横窦后部异常扩张（实箭），并有血栓（空箭），提示硬脑膜窦畸形

缺血或皮质畸形。

- 并发症还包括脑积水和脑实质萎缩。

鉴别诊断

需要与蛛网膜囊肿、血肿、颅后窝占位性病变相鉴别。

预后

- 具有可变性。
- 如果没有静脉高压或缺血，并且 MRI 显示大脑正常，则预后良好。
- 其中许多自发消退，预后良好。
- 20% 的病例可能在出生后出现发育迟缓。

10.3　肿瘤

常见的胎儿脑肿瘤有畸胎瘤、星形细胞瘤、颅咽管瘤和原始神经外胚层肿瘤。大多数肿瘤预后不良。与儿童不同，70% 的胎儿脑瘤发生在幕上，30% 发生在幕下。最常见的肿瘤是畸胎瘤。胎儿肿瘤的病因尚不清楚。胎儿和（或）母亲暴露于病毒、药物和辐射，可能会诱发肿瘤的形成。发育异常也可能导致胎儿肿瘤。

超声检查是主要的检查方法，可显示颅内肿块伴实性、囊性或钙化成分，伴或不伴富血供。该检查也有助于评估任何相关的巨颅症。MRI 有助于确定肿瘤的确切部位、范围和并发症。MRI 对鉴别肿瘤与出血也有一定价值。与胎儿颅内肿瘤相关的异常包括巨颅、颅内出血、局部颅骨肿胀、继发性脑积水、高心输出量导致的心力衰竭、羊水过多、脑积水等。

10.3.1　畸胎瘤

- 畸胎瘤是最常见的胎儿脑肿瘤，大多数组织学特征为良性。

- 可见中线不规则复杂肿块，可显示实性、囊性、钙化成分（图 10.6）。
- MRI 在评估其余的脑结构和确定肿瘤的确切位置方面具有优势。

鉴别诊断

颅内出血：可以通过 MRI 序列的组合来识别。

预后　本病预后差，许多病例出生后不可能完全切除。终止妊娠是一种选择。

10.3.2　脂肪瘤

- 在超声上表现为强回声肿块。
- 可能与胼胝体发育不全/发育不良相关。
- 在大脑半球间沿胼胝体走行的曲线状肿块或中线分叶状肿块（图 10.7）。
- T_1 和 T_1 脂肪抑制序列具有诊断意义。

鉴别诊断　主要与颅内出血相鉴别。

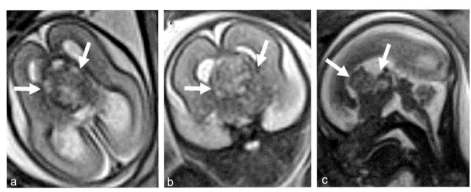

图 10.6　妊娠 22 周胎儿轴位（a）、冠状位（b）、矢状位（c）T_2WI 显示第三脑室区域畸胎瘤（实箭），表现为边界清楚的软组织肿块，导致双侧侧脑室轻度扩张

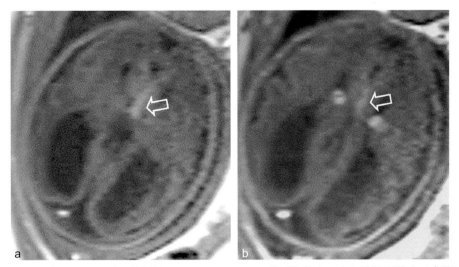

图 10.7　妊娠 31 周胎儿的轴位（a、b）T_1WI 显示胼胝体发育不全和膝部脂肪瘤（空箭）

（田　冲　译　刘新峰　王荣品　审校）

第 11 章

颅内出血、破坏性病变和感染

11.1 颅内出血

11.1.1 定义

发生在胎儿颅内的出血。通常在胎龄 26 ～ 33 周诊断。

11.1.2 原因

- 胎儿 / 母体血压改变。
- 药物诱导，如阿司匹林。
- 先兆子痫。
- 单绒毛膜双胎死亡。
- 创伤。
- 感染。
- 母体血小板减少，凝血功能障碍。
- 胎盘异常：功能不全、胎盘早剥。
- 胎儿动静脉畸形。

11.1.3 病理

生发基质细胞出现于妊娠第 20 周，这些细胞由于脆弱的毛细血管容易出血。颅内出血也可发生于继发静脉梗死。

11.1.4 影像学特征

超声：超急性期出血表现为回声增强，无彩色血流；亚急性期呈等回声，随之演变为低回声。侧脑室内可能会有碎屑或可出现分隔。

MRI：颅内出血可发生于脑实质、脑室周围、脑内或脑外。超声有时可呈类似肿块的回声表现而导致诊断困难，而 MRI 对急性或慢性不同阶段出血的鉴别是敏感的。MRI 还能显示脑室内出血、蛛网膜下腔出血、脑实质内扩张的出血及伴发的囊肿、脑实质缺血和脑积水。GRE（或 EPI GRE）、b 值 =0 的弥散图、HASTE 是鉴别出血的重要序列，在这些序列上均表现为低信号，敏感程度依次降低。亚急性期出血 T_1WI 和 b 值 =800 的 DWI 序列呈高信号。综合不同的序列表现可预测出血的时间（表 11.1）。

表 11.1 颅内出血不同阶段在不同 MRI 序列上的表现

时期	持续时间	血红蛋白种类	T_1	T_2	GRE
超急性期	＜ 24 小时	细胞内氧合血红蛋白	等信号	等至高信号	低信号环
急性期	1 ～ 3 天	细胞内脱氧血红蛋白	等信号	低信号	低信号
亚急性早期	3 ～ 7 天	细胞内高铁血红蛋白	高信号	低信号	低信号
亚急性晚期	1 ～ 4 周	细胞外高铁血红蛋白	高信号	高信号	中央高信号，外周低信号
慢性期	＞ 4 周	含铁血黄素	等或低信号	低信号	低信号

11.1.5　胎儿颅内出血的分级及预后

1 级：孤立性生发基质出血。预后良好。

2 级：脑室周围出血伴脑室扩张。大多数病例预后良好（图 11.1）。

3 级：脑室周围出血伴脑室扩张和脑室巨大。

4 级：3 级出血并伴有脑实质内扩散（图11.2）。大多数 3 级和 4 级出血病例预后不佳。

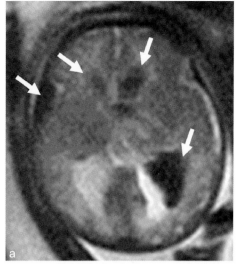

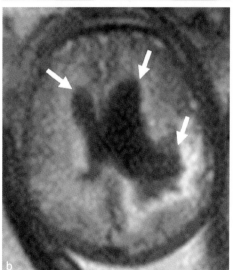

图 11.2　T$_2$WI HASTE 的轴位图像（a、b）箭头所示左侧生发基质伴脑室内和蛛网膜下腔出血并扩散到脑实质内，为 4 级出血，伴有轻度脑室扩大

11.1.6　并发症及远期预后

胎儿颅内出血的并发症有脑积水、宫内死亡和新生儿死亡。远期影响包括发育迟缓、癫痫和脑瘫。

11.2　脑软化

脑软化是指大脑存在局灶性或区域性脑损伤。

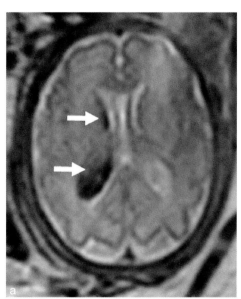

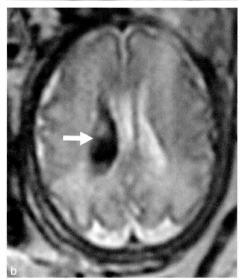

图 11.1　妊娠 31 周胎儿，T$_2$WI HASTE 轴位图像（a、b）箭头所示右侧生发基质伴脑室内低信号病灶为 2 级生发基质出血

11.2.1 病因

- 缺血，如单绒毛膜双胎之一死亡后存活胎儿缺血。
- 感染，如 TORCH 综合征。
- 胎盘早剥。
- 动静脉畸形或 Galen 静脉畸形（血液分流）。
- 双胎输血综合征激光治疗后（4%～7% 的发生率）。
- 产妇创伤，低血压。

11.2.2 病理

局灶性或弥漫性脑损伤后可见星形细胞增殖和胶质细胞分隔。

11.2.3 影像学特征

超声：在急性期可呈正常表现，随后出现边界不规则的回声增高区或伴有邻近脑室的真空样扩张。

MRI：对可疑和高危胎儿应进行 MRI 检查。脑实质受累区在 T_2 加权成像上呈高信号。急性缺血时弥散加权成像可呈高信号。出血或钙化区域在 T_2 加权成像上呈低信号，可伴有邻近脑室扩张。

预后
- 取决于脑部受累的范围。
- 可能会引起发育迟缓、癫痫发作。

11.3 宫内感染

常见的宫内感染是由于 TORCH ［弓形体、其他病毒（水痘 - 带状疱疹和梅毒）、风疹病毒、巨细胞病毒、疱疹病毒］、寨卡病毒和细小病毒引起，且可能伴有脑部异常。如果母体感染发生在妊娠早期，胎儿则更有可能被感染。一旦母体感染确诊，就需要确认是否存在胎儿感染。

胎儿感染可以通过羊膜穿刺术和脐带穿刺术等侵入性检查来诊断。一般来说，羊水聚合酶链反应（PCR）测试可在母体感染后 6 周呈阳性。由于胎儿的泌尿系统要到妊娠 18～20 周才发育完全，因此羊膜穿刺术应推迟到妊娠 18～20 周进行，从而保证尿液（羊水）中有足够的病毒浓度可被检出。

孕妇如若出现皮疹不适或其他提示病毒感染的症状或体征，都需要进行检查。酶联免疫吸附试验（ELISA）及病毒特异性免疫球蛋白 M（IgM）和免疫球蛋白 G（IgG）抗体的配对血清学测试是用于诊断母体感染的重要检测方式。

当超声出现以下征象可怀疑存在胎儿先天性感染：小头畸形、小脑畸形、多小脑回畸形、脑白质信号异常、多发性钙化、脑实质破坏性病变、脑皮质发育不良、无脑回畸形伴脑室扩张、肝大、脾大、脑室周围假性囊肿和胎盘肿大。胎儿 MRI 在显示脑实质病变方面极有价值，但在显示钙化方面稍显不足。

鉴别诊断：假性 TORCH 综合征或 Aicardi-Goutiere 综合征也可出现类似胎儿感染的症状，它是一种家族性常染色体隐性遗传病，表现为脑皮质畸形和钙化。

11.3.1 巨细胞病毒感染

巨细胞病毒属于人类疱疹病毒家族，是先天性病毒感染最常见的原因。巨细胞病毒感染可以累及胎儿的多个器官。

11.3.1.1 发病率
占活产婴儿的 0.2%～2.2%。

11.3.1.2 病理
母体经胎盘感染胎儿。

11.3.1.3 影像学特征
大脑：

- 脑室呈轻至重度扩张（图 11.3），重度扩张预后较差。有时它类似导水管狭窄。脑室炎可表现为脑室壁不规则的 T_1 或 T_2 高信号。由于粘连，脑室内可能存在线样影。
- 脑白质和脑室周围假性囊肿 T_2 可呈

高信号。可能合并相关的脑皮质发育异常，如脑皮质发育不良、多小脑回畸形、无脑回畸形（图 11.4a、b、d、e）、巨脑回畸形和脑裂畸形。其他表现包括脑实质内钙化（图 11.4c、f）、脑囊肿、小头畸形、小脑萎缩。

● 小头畸形与预后不良有关，常伴有智力低下。

肝脾大也有发生（图 11.3），T_1WI 和 T_2WI

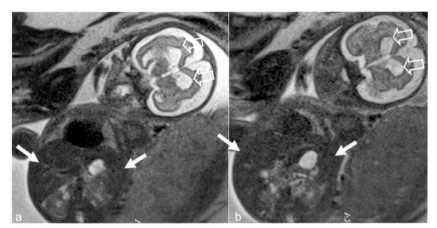

图 11.3　妊娠 29 周胎儿，巨细胞病毒感染阳性，冠状位 T_2WI（a、b）显示肝脾大（实箭），还可见双侧侧脑室扩张（空箭）和脑萎缩

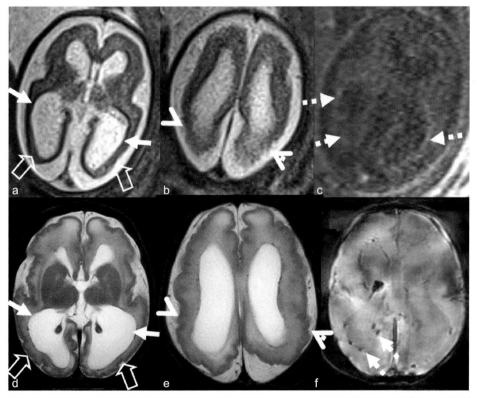

图 11.4　妊娠 31 周胎儿，巨细胞病毒感染阳性，轴位 T_2WI（a、b）显示脑室扩张（实箭），弥漫性大脑皮质变薄和脑沟减少伴多小脑回（箭头，空箭）。轴位 T_1WI（c）显示脑室周围大量的小高信号灶（虚箭），提示存在钙化。出生后轴位 T_2WI（d、e）和轴位 GRE（f）图像显示大致相同

低信号提示有纤维化。除羊水过多或过少外，也可能出现胎儿生长迟缓、心肌病及非免疫性水肿。如果母亲 IgM 抗体或 IgG 抗体阳性且妊娠前血清阴性，即可确诊。羊膜穿刺术可直接检测病毒。然而，感染后可能需要 5～7 周结果才能呈阳性。

11.3.1.4　预后

需要注意的是，确诊感染的母亲其胎儿不一定受到感染的影响。因此，一些胎儿可能永远不会出现结构异常。同样，影像学检查显示结构正常的被感染胎儿仍然有可能出现长期的后遗症。出生后可出现癫痫发作、神经损伤、行为问题、感觉神经性耳聋、智力障碍和生理缺陷。因此，一旦确诊巨细胞病毒感染，考虑到其不良预后，可以选择终止妊娠。

11.3.2　弓形体病

因烹饪不当而摄入受感染的肉类或食物时，就会发生弓形体病，并通过胎盘传播感染胎儿。

11.3.2.1　影像学特征

- 脑室扩大并可伴有脑室粘连。
- 脑实质内钙化可出现在基底节区、皮髓质交界处或脑室周围部位。有时也可出现梗阻性脑积水。其他表现为脑软化症、大脑 / 小脑萎缩、小头畸形或由脑积水引起的大头畸形、脑皮质发育异常和脉络膜视网膜炎。
- 肝脏钙化。
- 胎儿生长发育迟缓。

羊膜穿刺术后羊水 PCR 检测可进行诊断。

11.3.2.2　预后

对于感染的胎儿，感染的严重程度与发生传播时所处的妊娠期相关。妊娠早期感染可导致宫内死亡。妊娠中期感染可表现为小头畸形、脉络膜视网膜炎和智力障碍。妊娠晚期感染可表现为淋巴结病变、肝脾大、眼部病变和脑钙化。一旦确诊感染，由于预后

不良，可选择终止妊娠。

11.3.3　风疹

与其他感染相似，风疹不具有特异性。

11.3.3.1　影像学特征

重要的特征包括脑室周围钙化、脑白质 T_2 高信号、脑实质内囊肿、脑室扩张、小头畸形、先天性白内障、心脏畸形（尤其是法洛四联症和室间隔缺损）和胎儿生长受限。

11.3.3.2　预后

感染的儿童可能会出现神经性 / 学习障碍和感觉神经性耳聋。

11.3.4　人类细小病毒 B19 感染

人类细小病毒 B19 感染是一种与胎儿贫血、心肌炎和宫内死亡相关的宫内感染。人类细小病毒 B19 是一种红细胞生成抑制剂，侵犯胎儿红系祖细胞。

11.3.4.1　影像学特征

人类细小病毒 B19 感染的主要特征是胎儿腹水、心脏扩大、胎儿水肿、肝大、羊水过多和胎盘肿大。由于存在胎儿贫血，对胎儿大脑中动脉（MCA）的多普勒检查可以见到低电阻波形。

11.3.4.2　预后

治疗方案包括治疗胎儿贫血，情况允许时可通过脐静脉输注红细胞。水肿逐渐加重的胎儿，预后往往很差。

11.3.5　寨卡病毒感染

寨卡病毒属于黄病毒科，由伊蚊或通过人与人之间的性接触传播。寨卡病毒感染通常会导致多种畸形。主要受累部位是发育中的大脑。

影像学特征

重要的特征是小头畸形、脑皮质回旋减少、脑白质髓鞘异常和小脑发育不全。

（马岩岩　译　钟玉敏　审校）

第 12 章

胎儿面部和颈部异常

三维超声能清晰地显示胎儿面部。然而在孤立性腭裂、颅缝早闭和前脑无裂畸形合并的复杂颅面部畸形等情况下，MRI 是对超声检查很好的补充。胎儿面颈部的 MRI 评估包括以下序列：①半傅里叶采集单次激发快速自旋回波（HASTE），为正常解剖和病理状态提供了良好的可视化；②快速扰相梯度回波（FSPGR）T_1 加权成像，以显示甲状腺、颈部大血管和病灶内出血；③梯度回波平面成像，用于显示钙化、出血病灶和骨骼细节；

④动态稳态序列，用于评估吞咽功能。

冠状位有助于观察鼻和嘴唇（图 12.1）。当胎儿口腔内充填羊水并勾勒出舌和腭板的轮廓时，腭板在冠状位和矢状位 T_2WI（图 12.2）上显示最佳。咽部和气道充满积液，T_2WI 呈高信号。MRI 有助于精确显示阻塞性病变和气道狭窄，特别是在考虑产时宫外治疗（EXIT）时。气道狭窄的信息可以帮助其选择分娩方式。

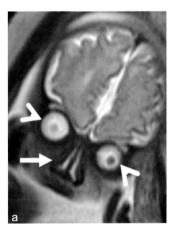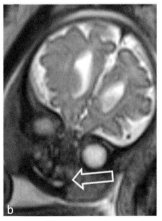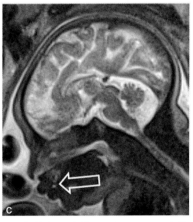

图 12.1 妊娠 34 周胎儿的冠状位（a、b）和矢状位（c）T_2WI 显示正常的鼻（实箭）、上 / 下唇（空箭）和眼眶眼球（箭头）

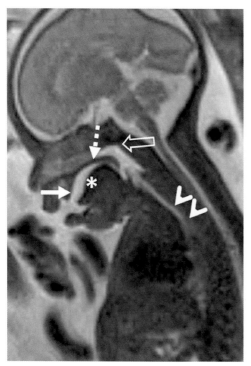

图 12.2　妊娠 22 周胎儿的头颈部矢状面 T$_2$WI 显示正常的口腔（实箭）、鼻咽（空箭）、口咽和环咽部。气管显示为线性高信号（箭头）。舌（星号）、腭板（虚箭）、会厌也可显示

12.1　唇腭裂

这个术语指一系列唇裂——通常累及上唇、上腭或两者均受累，发生率为 1/700。原发腭由切牙孔前的结构——唇和牙槽嵴形成。切牙孔后的腭结构构成了继发腭。涉及原发腭的裂缝无论是否累及继发腭均被称为唇腭裂。

12.1.1　类型

单侧、双侧或中线型。

12.1.2　影像学特征

- 唇裂在三维超声上显示得更好，但 MRI 也有助于识别唇腭裂。鼻腔内的液体是识别唇腭裂的线索。舌向颅侧移入腭裂。

- 在单侧唇腭裂中，轴位和冠状位图像（图 12.3）显示该裂直接位于鼻中隔前尾部偏向非裂口侧的旁边。此外，轴位图像显示中间牙槽嵴中的牙胚缺失或异常。

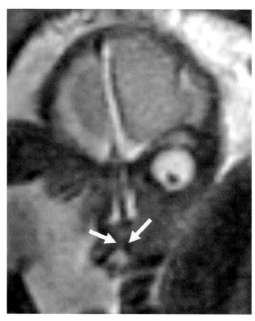

图 12.3　正中唇裂胎儿的冠状位图像（实箭）

- 在双侧唇腭裂中，缺损在 MRI 上可直接观察（图 12.4）。轴位和中线矢状位图像显示前颌骨突出。在这种情况下，相应侧切牙的牙胚是有缺陷的。

- MRI 可用于识别软腭裂隙，而这种裂隙在超声检查中很难显示。

- 可能与下颌功能减退有关。

12.1.3　预后

该病有时会伴有其他异常，如马蹄内翻足、多指畸形和先天性心脏病。如果是孤立畸形且裂缝较小，则预后较好。当有较大缺损时，则需要在三级医院分娩，因为可能存在呼吸和喂养困难。

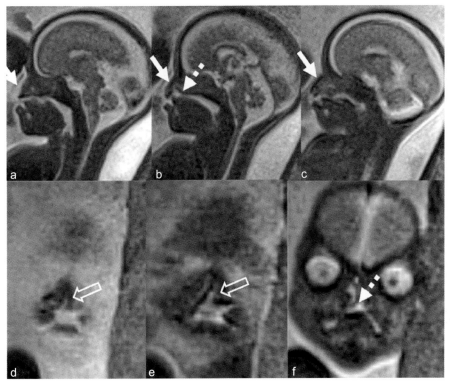

图 12.4　矢状位（a～c）、冠状位（d～f）图像显示面部发育不全（实箭）、唇裂（空箭）和腭裂（虚箭）

12.2　胎儿甲状腺肿

12.2.1　定义

由于甲状腺功能低下或亢进引起的胎儿甲状腺肿大，可用超声测量的甲状腺周长的正常值评估。

12.2.2　影像学特征

- 甲状腺在颈部前中线处呈弥漫性肿大，可能压迫气管和咽部食管（图 12.5a～c）。
- 吞咽困难有时会导致羊水过多。
- 颈部可能因甲状腺肥大而过度伸展。
- 甲状腺在 T_1 加权成像上表现为高信号（图 12.5d），在 T_2 加权成像上表现为中等信号。

- MRI 可帮助规划特定病例中的产时手术过程及适当治疗。
- 胎儿甲状腺功能障碍可导致心脏增大、高心输出量性心力衰竭和胎儿水肿。

12.2.3　鉴别诊断

颈部畸胎瘤。

12.2.4　预后

对孕妇甲状腺状态进行适当的检查是很重要的，如果异常，对母体甲状腺疾病进行适当的治疗可以减少胎儿甲状腺肿大。胎儿甲状腺状态可以通过脐带血取样来评估。如果胎儿甲状腺功能减退，可采用羊膜内注入左甲状腺素来减小甲状腺肿大。由于存在气道损伤的风险，首选在拥有可进行产时宫外治疗的气道团队的三级医疗中心进行剖宫产。

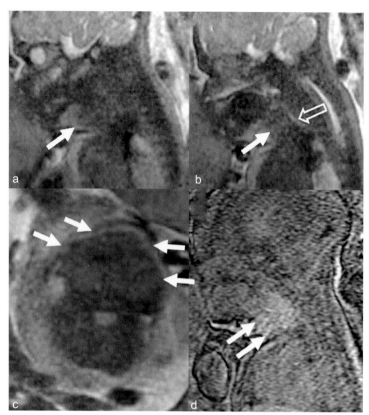

图 12.5　妊娠 35 周胎儿的矢状位（a、b）和轴位（c）T$_2$WI 显示甲状腺弥漫性肿大呈低信号（实箭），伴有轻度胸内甲状腺肿大。矢状位（d）T$_1$WI 显示甲状腺病变呈高信号（实箭）。喉 - 气管在此水平处明显变窄（空箭）

12.3　囊性水瘤

同义词：颈部淋巴管瘤。

12.3.1　定义和病理

囊性水瘤是由静脉 - 淋巴管畸形引起的多房囊性病变，是一种静脉 - 淋巴连通障碍（在原始颈静脉淋巴囊和颈静脉之间）。它可能与特纳综合征 / 染色体异常 / 其他异常 / 由于液体过多导致的胎儿水肿有关。

12.3.2　影像学特征

- 病变可见于颈部后部或外侧，表现为多房分隔的囊性病变（图 12.6）。
- 病变在 T$_2$ 加权成像上表现为高信号，并向不同软组织平面（图 12.6）和纵隔内浸润。
- 根据 MRI 表现分为四种类型：Ⅰ 型

具有多个厚薄不均内分隔的囊性病变；Ⅱ 型小于 3 个分隔的囊性病变；Ⅲ 型为纯囊性病变；Ⅳ 型是具有囊实性混合成分的病变。

12.3.3　鉴别诊断

脊髓脊膜膨出 / 脑膜脑膨出：MRI 可清晰显示脊柱 / 颅骨缺损伴内容物疝出。

颈部畸胎瘤：淋巴管畸形表现为向多个筋膜面的浸润，而畸胎瘤往往会使周围组织变形或移位。

12.3.4　预后

孤立的囊性淋巴管瘤，死亡率约为 37%。如果伴有其他异常，死亡率约为 75%。

对于具有较大病变的胎儿，因为有气道受损的风险，首选在可进行产时宫外治疗的气道团队的三级医疗中心进行分娩。产前硬

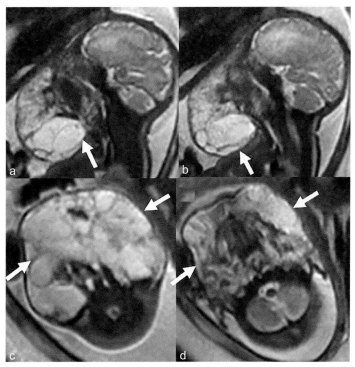

图 12.6　妊娠 35 周胎儿的矢状位（a、b）和轴位（c、d）T_2WI 显示颈部和面部以下的前方和侧方可见一个大的多房分隔囊性肿块——淋巴管瘤（实箭）

化治疗 / 囊性成分抽吸是另一种选择。它们在出生后通过硬化疗法或硬化疗法与手术相结合的方法来治疗。

12.4　颈部畸胎瘤

畸胎瘤分为成熟型和未成熟型，多数为良性和成熟型。

12.4.1　影像学特征

- 畸胎瘤常见于颈部前外侧，但也可见于面部下方和上纵隔。肿块表现为具有实性、囊性和钙化成分，或表现为不均质的肿块。
- 胎儿的头可能过度伸展或偏向一侧。
- 当咽部 / 食管受压时会出现羊水过多。
- 畸胎瘤较大时可出现水肿。
- MRI 有助于确定肿块的范围和显示气道受压。
- 肿瘤内坏死和出血与恶性程度有关。

12.4.2　鉴别诊断

囊性淋巴管瘤：多房囊性分隔肿块，位于侧面，不含大的实性成分。

甲状腺肿：位于甲状腺部位的均质肿块，并具有甲状腺轮廓。

12.4.3　预后

由于气道受压的风险，有必要在三级医疗中心进行分娩。如果肿块较大且压迫气道，可能需要产时宫外治疗或产时行宫外肿块切除手术。

如果早期诊断，可以选择终止妊娠。产后手术切除病变是可治愈疾病的。

12.5　眼球异常

眼球是位于胎儿上面部的圆形囊状结构。晶状体呈现为眼球内双凸的流空信号。与正常测量值具有差异则为异常。

两眼间距离（IOD）：是两眼眶内缘之间的距离。

双目直径（BOD）：两眼球外缘之间的距离。

眼睛直径：单个眼眶的直径。

正常眼间距离 = 眼睛直径，即一个眼眶直径应能够放置于两眼眶之间。

眼距过窄：两眼球间隙缩短

● 两眼间距离小于第 5 百分位数。

● 可能与前脑畸形、额缝早闭有关。

眼距过宽：两眼球间隙增宽

● 两眼间距离大于第 95 百分位数。

● 可能与胼胝体发育不良有关。

无眼 / 小眼

● 球体缺失或很小，可以是单侧或双侧（图 12.7，图 12.8）。

● 可能继发于染色体异常、感染和血管损伤。

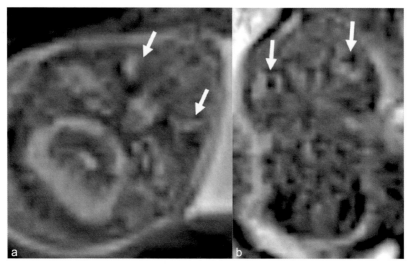

图 12.7　妊娠 18 周胎儿的轴位（a）和冠状位（b）T₂WI 显示小眼眶（实箭）——重度小眼症

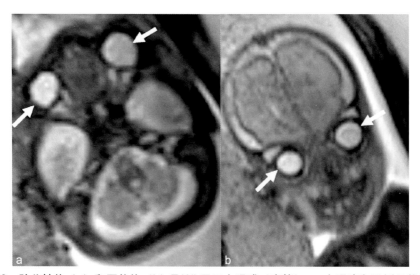

图 12.8　胎儿轴位（a）和冠状位（b）T₂WI 显示小眼球（实箭）——小眼症和双侧晶状体缺失

泪囊突出

- 有泪囊 / 泪管系统的扩张。
- 大多数可自愈。
- 可见眼眶内侧的囊性区域。

12.6 小颌 – 下颌后缩畸形

小颌畸形患者的下颌骨较小（图 12.9），下颌后缩畸形患者的下颌骨向后移位。下颌骨异常可能与综合征有关。有时，下颌畸形是家族性的，因此检查父母的体貌特征非常重要。在严重的小颌畸形中，舌可能会阻塞狭小的口腔，从而导致羊水过多。

用于客观评估下颌骨的超声测量指标包括：①下颌骨指数；②下颌骨面积；③下颌骨宽度 / 上颌骨宽度值；④面部下角；⑤下颌角。这些指标也可以应用于 MRI 测量。

预后 由于气道受压的风险，有必要在三级医疗中心进行分娩。当存在相关异常时，新生儿死亡率非常高（80%）。

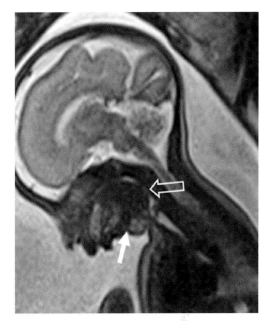

图 12.9 妊娠 34 周胎儿的矢状位 T_2WI 显示严重的下颌后缩（实箭），其气道严重狭窄（空箭）。采用产时宫外治疗手术分娩出胎儿，随后行气管切开术

（陈长安 译 董素贞 审校）

第 13 章

胎儿胸部异常

喉气管是从原始咽发育而成的一个腹侧憩室。它进一步发育，在头端形成喉和气管，在远端形成肺芽。从妊娠第 26 天开始，肺芽继续扩大、分裂和成熟。肺的发育阶段为：①胚胎期（3～6 周）；②假腺期（6～16 周）；③小管期（16～28 周）；④囊泡期（28～36 周）；⑤肺泡期（36 周至儿童期）。

气管、气管隆嵴、支气管和远端气道因充满液体，所以在 T$_2$WI 上呈高信号（图 13.1）。正常胎儿的肺在 T$_2$ 加权成像上呈均匀的中度高信号（图 13.2）。从妊娠 24 周开始，随着妊娠期的增加，胎儿肺容积也在增加并表现出 T$_2$WI 高信号。在冠状位和矢状位图像上，因其高对比度分辨率，MRI 能够很好地显示胸部、腹部结构及膈肌。胸腺为一个均匀的前纵隔结构，信号强度中等，对周围结构不产生任何占位效应。膈肌在肺部和腹部之间呈弧形低信号带。

表 13.1 概述了常见的非心源性胸部异常。

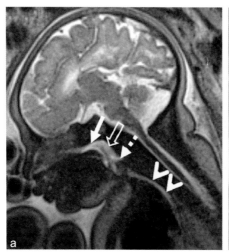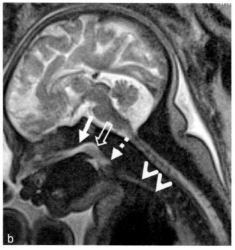

图 13.1 胎儿矢状位 T$_2$WI 显示正常气道内容物：鼻咽（实箭）、口咽（空箭）、喉咽（虚箭）和气管（箭头）

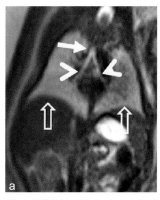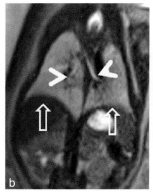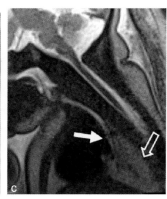

图 13.2 胎儿胸部的冠状位（a、b）和矢状位（c）T$_2$WI 显示正常的气管分叉（实箭）、支气管（箭头）和双侧肺（空箭）

表 13.1 常见的非心源性胸部异常

支气管肺异常

肺发育不良

先天性肺气道畸形

支气管肺隔离症

先天性大叶性肺气肿

支气管源性囊肿

支气管闭锁

脉管性疾病

肺动脉干缺如

左肺动脉异位起源

肺静脉引流异常

肺动静脉畸形

肺血管联合畸形

支气管肺隔离症与弯刀综合征

血管异常有时联合肺支气管异常

膈肌

先天性膈疝

先天性膈膨升

纵隔异常和肿块

食管重复畸形

胸腺囊肿

畸胎瘤

神经管囊肿

气管食管瘘

13.1 支气管肺发育异常

这些异常是由喉气管 - 肺芽发育异常导致的。

13.1.1 肺发育不良

肺发育不良疾病谱包括肺缺如、肺发育不全、肺发育不良。

肺缺如：肺、同侧支气管和肺动脉缺失，并伴有同侧纵隔移位。在肺发育不全中，患侧支气管发育不全，但其他结果与肺不张相似。

肺发育不全：可能是原发性的，也可能是继发性的，如胸部肿块、先天性膈疝、膈膨升（图 13.3）、羊水过少、肾脏异常和骨骼发育不良。

影像学特征

- 肺容积缩小，磁共振成像可用于肺容积评估。

- 肺血管的大小和数量减少。

- 胸围小于胎龄的第 5 百分位数。胸围是在心脏四腔切面的轴向平面测量的。

- 可能存在相关异常、羊水过少。

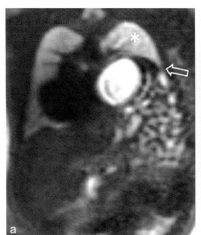
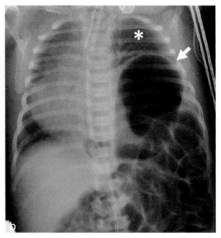

图 13.3　冠状位 T_2WI（a）显示左侧膈膨升。左侧膈表现为一条细长的暗色带（空箭）。左肺发育不良（星号）。出生后的胸部 X 线片（b）证实了膈膨升（实箭）和左肺发育不良（星号）的诊断

13.1.2　先天性肺气道畸形

13.1.2.1　定义

先天性肺气道畸形（congenital pulmonary airway malformations，CPAM）病变是由于支气管肺泡发育不全，末端呼吸单元发育成腺样（腺瘤样）。发病率约为 1/2500。

13.1.2.2　影像学特征

- 影像学特征取决于病变囊性大小。
- 大囊型（1 型）：1 个或多个囊 > 2cm，囊性病变单独显示。
- 大囊型（2 型）：1 个或多个囊 < 2cm 且 > 5mm 的囊肿，囊性病变单独显示（图 13.4）。

- 微囊型（3 型）：1 个或多个囊小于 5mm，在 T_2WI 上均匀的中高信号肿块（鉴别诊断：支气管肺隔离症，显示了一个来自主动脉的供血动脉）。
- 4 型：较大的无衬里囊肿，与 1 型囊肿无明显区别。
- 0 型：罕见且致命，显示腺泡发育不全或发育不良。
- 混合型病变（CPAM 和支气管肺栓塞）：大囊型 CPAM 中可能会出现体循环动脉供血异常。由于对比度的差异，混合型病变在 MRI 上的显示效果更好（图 13.5）。

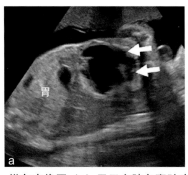
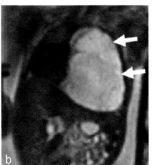
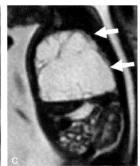

图 13.4　纵向声像图（a）显示左肺多囊肿病灶（实箭）。冠状位、矢状位 T_2WI（b、c）显示左肺有一个巨大的多分隔囊性病变（实箭），并伴有占位效应，提示先天性肺气道畸形

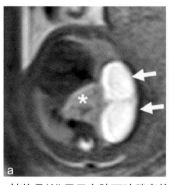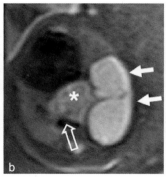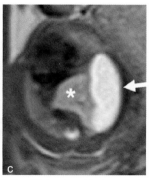

图 13.5 轴位 T$_2$WI 显示左肺下叶稍高信号病灶（实箭），由主动脉分支（空箭）供血，提示存在隔离肺（星号）。上述病灶的外侧可见有分隔的囊性病变（实箭），提示 CPAM

13.1.2.3 鉴别诊断

大囊型 CPAM 有时可能与左侧先天性膈疝（congenital diaphragmatic hernia，CDH）相似。但是，在伴有膈肌缺损的 CDH 疝环中会出现肠蠕动。

微囊型 CPAM 的重要鉴别诊断是支气管肺隔离症（broncho-pulmonary sequestration，BPS）和 CDH。BPS 显示体循环血液供应，可能不会显示囊肿。

13.1.2.4 预后

CPAM 可在妊娠第 20 ～ 26 周时迅速生长，然后趋于平稳。快速生长的 CPAM 可能会引起纵隔移位，导致积水和羊水过多。巨大病灶、双肺受累和水肿是预后不良的指标。巨大病灶通常会并发肺发育不全和心血管并发症，最好在三级医院分娩。

CPAM 的胸围比大于 0.56 或 CPAM 的体积比（即肿块体积除以头部周长）大于 1.6 是发生肺水肿和预后不良的预兆。产后 CPAM 可能无症状或表现为呼吸困难、感染。产后出现症状的 CPAM 可能需要切除。对于大的病灶，如果发现得早，可以选择终止妊娠。

13.1.3 支气管肺隔离症（BPS）

13.1.3.1 定义

肺的一部分与气管支气管树不相通，并有体循环动脉供血——来自胸主动脉或腹主动脉。胚胎学上认为它是由正常肺芽尾部的多余肺芽发育而成。

13.1.3.2 影像学特征

- 支气管肺隔离症分为 2 种类型，即叶内型和叶外型。叶外型有自己的胸膜覆盖和全身静脉回流。叶内型与正常肺共用胸膜，并向肺静脉系统回流。

- 超声显示位于椎旁的高回声肺肿块（图 13.6a）。在 MRI 上表现为均匀高信号病变，有一条来自主动脉的供血血管（图 13.6b、c）。

-MRI 有助于诊断混合型病变（BPS+CPAM）或与 CDH 相关的病变。

13.1.3.3 鉴别诊断

要将膈下 BPS（图 13.7）与神经母细胞瘤鉴别开来，后者不显示全身供血动脉，而且是异源性的。

13.1.3.4 预后

BPS 可能是一个独立病变，也可能与食管闭锁、支气管源性囊肿、肺发育不全、CDH、心脏畸形和神经源性囊肿有关。80% 的孤立性 BPS 病例会出现自行消退（图 13.6d）。出生后，患儿可能会继发感染或肺出血，因此需要选择性切除。

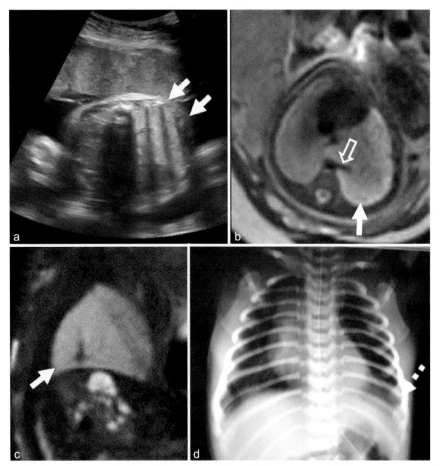

图 13.6　横切面声像图（a）显示左肺下叶高回声（实箭）。轴位（b）和矢状位（c）T$_2$WI 显示左肺下叶高信号肿块（实箭），由主动脉分支（空箭）供血，提示为叶内型肺隔离症。出生后的胸部 X 线片（d）显示病灶明显消退，左肺底部有一小块占位（虚箭）

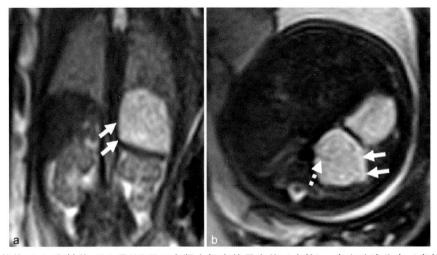

图 13.7　冠状位（a）和轴位（b）T$_2$WI 显示左肾上极高信号占位（实箭），由主动脉分支（虚箭）供血，提示叶外型肺隔离症

13.1.4　先天性大叶性肺气肿

13.1.4.1　定义

先天性大叶性肺气肿（CLO）是指肺叶进行性过度膨胀，通常伴有同侧其余肺组织压迫。继发于肺内支气管软骨薄弱或缺失，或由于气道受到外来压迫，导致气道塌陷，形成单项活瓣作用，造成肺叶过度充气。

13.1.4.2　影像学特征

超声表现为均匀的高回声肺部病变，常见于上叶位置。在 MRI 上表现为均匀的高信号病变（图 13.8）。邻近肺实质可能受到压迫。

13.1.4.3　预后

大多数患有 CLO 的新生儿会出现呼吸窘迫，可能需要手术切除病变肺叶。对于出现轻微呼吸困难的婴儿，可尝试保守治疗。

13.1.5　支气管囊肿

13.1.5.1　定义

支气管囊肿由原始前肠发育而来，可能含有柱状纤毛上皮。

13.1.5.2　影像学特征

支气管囊肿可位于气管食管的任何部位，如纵隔（常见的是纵隔周围）或肺实质内。

支气管囊肿表现为单房薄壁囊肿（图 13.9），如果囊肿较大，可对支气管或食管产生占位效应。

鉴别诊断：食管重复囊肿、CPAM、心包囊肿和淋巴管瘤。

13.1.5.3　预后

支气管囊肿通常没有临床症状。然而，对于一些较大的囊肿，由于气管或支气管受压，可能需要在出生时插管。因此，这些胎儿最好选择在三级医院分娩。

13.1.6　支气管闭锁

13.1.6.1　定义

支气管闭锁包括肺叶、肺段、亚段支气管的局灶性闭塞。远端支气管扩张并充满黏液。由于气体向邻近肺组织扩散，邻近肺部会出现轻度过度充气。

13.1.6.2　影像学特征

超声显示闭锁远端充满液体的肺被视为回声性病变，可能与其他先天性肺肿块相似。在 MRI 上，T$_2$ 加权成像表现为均匀高信号病变。

13.1.6.3　预后

支气管闭锁病变通常是产后偶然发现的。如果反复感染，可能需要手术治疗。

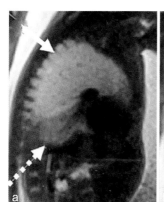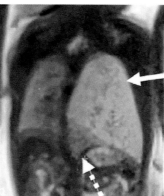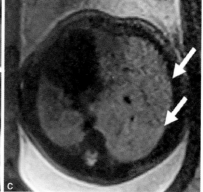

图 13.8　矢状位（a）、冠状位（b）T$_2$WI 和轴位（c）T$_2$WI 显示左肺上叶高信号病变（实箭），占位效应导致左肺下叶受压（虚箭），纵隔向右侧移位——先天性积液增多

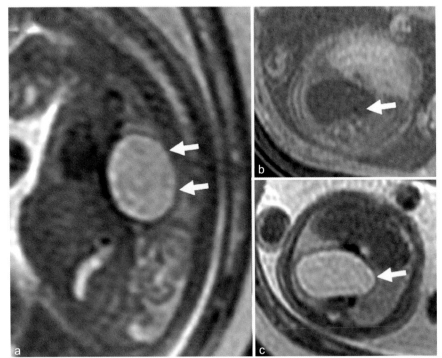

图 13.9　T_2 矢状位（a）、轴位（b）T_1WI 和轴位（c）T_2WI 显示心尖下区域的囊性病变（实箭）。病变在 T_1 上呈低信号，在 T_2WI 上呈高信号，提示支气管源性囊肿

13.2　膈肌异常

膈疝和膈膨升是两种最常见的膈肌异常。

13.2.1　先天性膈疝（CDH）

膈肌由 4 个部分发育而成，即横膈膜、体壁近轴中胚层、胸膜和食管间质。CDH 发生的原因是膈小叶发育不良。CDH 可因膈肌后侧、膈肌前侧或中央部位的缺陷而发生。

CDH 常发生在左侧后方。疝内容物通常包含小肠、胃和脾脏（图 13.10a、b）。左侧 CDH 胎儿的胸腔内容物中含有肝脏，会使预后恶化。疝会导致心纵隔向对侧移位，除肺动脉高压外，还会导致肺发育不全。MRI 可提供超声检查后的其他发现，具体如下：

- 膈肌缺损的可视化。
- USG 上可能无法识别的 CDH 内容物的单独识别。

- 可视化肝脏，如果其位于胸腔内（T_1WI 上可见高信号）。
- 肺在 T_2WI 上的信号强度降低、肺容积缩小是肺发育不全的特征性表现。
- 胎儿肺容积的计算方法是将所有切面肺面积相加再乘以层厚。在妊娠第 32～34 周，肺容积大于 40ml 的胎儿存活率为 90%，而肺容积小于 20ml 的胎儿存活率为 35%。
- 肺面积与头围比（LHR）用于评估肺的大小，可通过 MRI 计算得出。它是对侧肺部（膈肌缺损的对侧）面积与头围的比值。
- 观察到的肺活量与预期肺活量之比可用于评估肺发育不全，从而预测死亡率和发病率。它是将观察到的 LHR 表示为该胎龄预期平均 LHR 的百分比。数值高于 45% 的胎儿很可能存活（图 13.10c），因为肺发育不全的程度较轻。
- 疝囊位于疝的最上部，呈圆形，预后较好。

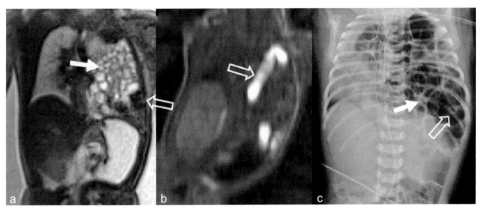

图 13.10　妊娠 30 周胎儿的冠状位 T$_2$（a）和冠状位 T$_1$WI（b）显示左侧先天性膈疝，疝内容物为小肠（实箭）和大肠（空箭）。大肠在 T$_1$WI 上呈高信号。预期 LHR 为 61.4%。产后胸部 X 线片（c）确诊。左胸腔可见小肠（实箭）和大肠肠袢（空箭）

- MRI 有助于获得改良的 McGoon 指数（MMI），即肺动脉大小与主动脉大小的比值，作为存活率的预后指标——MMI ≤ 1.3 的婴儿死亡率增加（85%）。

13.2.2　先天性膈膨升

先天性膈膨升（congenital diaphragmatic eventration，CDE）是一种先天性畸形，由于膈膜的不完全肌化，导致一侧膈肌上移。

13.2.2.1　影像学特征

- 可以看到横膈膜，但非常薄。
- 完全性膈膨升以左侧更常见（图 13.11a、b）。
- 部分性膈膨升右侧常见。
- 一侧膈部分或完全上移。

13.2.2.2　预后

新生儿可能会出现呼吸窘迫。有时出生后无症状，但未来可能需要手术治疗（图 13.11c）。CDE 的预后较好，MRI 有助于区分 CDH 和 CDE。

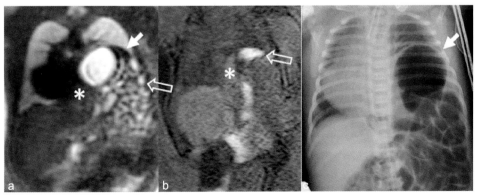

图 13.11　冠状位 T$_2$（a）和冠状位 T$_1$WI（b）显示左侧膈膨升。左侧膈肌呈一细长低信号带（实箭）。胸腔水平可见胃、肝左叶（星号）、小肠、大肠（空箭）。肝左叶、大肠在 T$_1$WI 上呈高信号。产后胸部 X 线片（c）证实了膈膨升（实箭）的诊断

13.3 纵隔囊肿或肿块

纵隔囊肿或肿块：罕见，包括支气管源性囊肿、食管重复囊肿、神经管囊肿、畸胎瘤、心包和胸腺囊肿。MRI 可根据不同序列的表现来确定肿块的特征。较大的囊肿可能会并发积水、羊水过多和呼吸窘迫。

食管重复囊肿：表现为后纵隔管状或圆形囊肿，可延伸至膈肌以下。囊肿沿食管走行生长（图 13.12），可能与食管相通。囊肿内衬为胃黏膜，囊壁可能稍厚。

心包囊肿：起源于心包，表现为右心膈角或左心膈角的薄壁单房囊肿。囊壁有时会与心包间隙相通。

神经椎管囊肿：可能为哑铃状囊肿，与椎管相通，并可能伴有邻近的脊柱畸形。

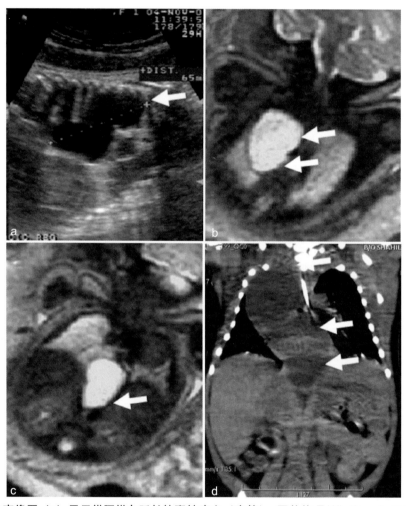

图 13.12　纵向声像图（a）显示纵隔纵向延长的囊性病变（实箭）。冠状位 T_2WI（b、c）显示沿食管走行的后纵隔囊性病变（实箭），提示食管重复囊肿。出生后的冠状位 CT 重建（d）显示类似的发现（实箭），并在手术中得到证实

13.4　胸腔积液

13.4.1　病因

先天性乳糜胸、染色体缺陷，伴有胸部异常，如 CDH、CDE（图 13.13），或伴有全身异常或水肿。

13.4.2　影像学表现

超声表现为肺部周围或胸腔的无回声病变。在 MRI 上其表现为肺周围或胸腔的液性信号病变（图 13.14）。

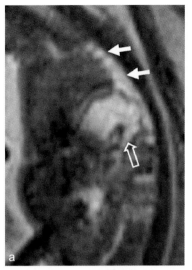

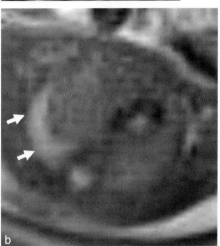

图 13.14　妊娠 22 周胎儿的矢状位和轴位 T₂WI 显示左侧胸腔积液（实箭），并伴有先天性膈疝（空箭）

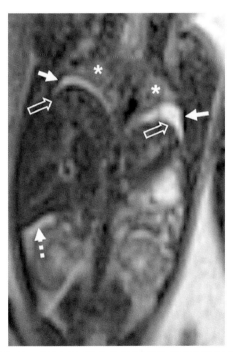

图 13.13　妊娠 24 周胎儿的冠状位 T₂WI 显示双侧胸腔积液（实箭）并伴有双侧膈膨升（空箭）、肺发育不全（星号）和腹水（虚箭）

13.4.3　预后

如果是单一的胸腔积液，预后良好（约 90%）。如果伴有染色体缺陷和积水，则预后较差。胸羊膜腔分流术和胸膜穿刺术（在胸膜腔内注射硬化剂）是治疗严重胸腔积液的方法。

13.5 胎儿心血管系统

胎儿心脏及各种心脏平面的 MRI 方案简述如下：胎儿心脏 MRI 常用超快速扫描，若能在胎心监测下触发扫描效果更好。常用检查序列为黑血序列（心腔大血管因流空效应而呈黑色）和亮血序列（心腔大血管呈白色，即高信号）。常用定位为四腔心层面、轴位主动脉弓层位、冠状位经腔静脉层面和主动脉长轴位，这四个位置可以诊断约 80% 的先天性心脏病。

- 在 HASTE 序列 T_2WI 上，心脏大血管呈流空信号（图 13.15）。

- 在稳态自由进动序列上（SSFP），如 true-FISP，心脏大血管表现为高信号（图 13.16）。

- 胎儿 MRI 可显示心脏位置异常、与心脏肥大相关畸形，还可检测心腔的大小及心脏肿瘤。

- 胎儿 MRI 可显示较大胎儿的房室通道畸形和心外大血管畸形（图 13.17，图 13.18）。

- 四腔心层面可显示室间隔情况及心室有无发育异常情况（图 13.19，图 13.20）。

- MRI 比 USG 更有利于大血管的定位和直径测量。

- 未来心电触发序列的应用可提供多解剖和功能信息。

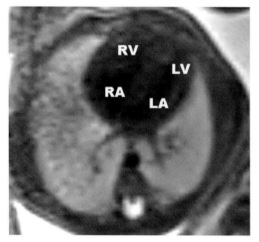

图 13.15　正常胎儿的四腔心轴位切面。在 HASTE 序列上心腔呈流空信号。RV. 右心室；RA. 右心房；LV. 左心室；LA. 左心房

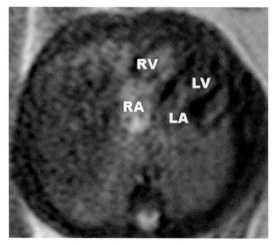

图 13.16　正常胎儿的四腔心轴位切面，在 b-SSFP 序列上心腔呈高信号。RV. 右心室；RA. 右心房；LV. 左心室；LA. 左心房

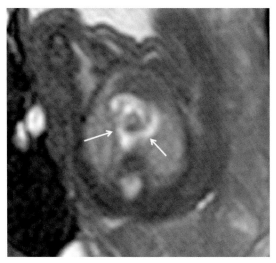

图 13.17 b-SSFP 序列显示胎儿双主动脉弓，实箭所指分别为左右动脉弓

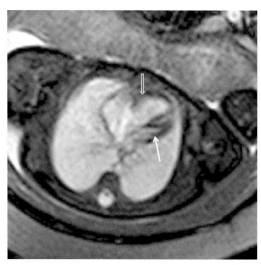

图 13.19 b-SSFP 序列显示胎儿左心室发育不良综合征，实箭所指为发育不良的左心室，空箭所指为右心室

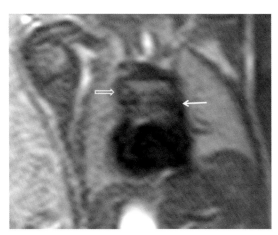

图 13.18 SSTSE 序列显示胎儿完全性肺静脉异位引流（心上型），实箭所指为肺静脉干，空箭所指为上腔静脉

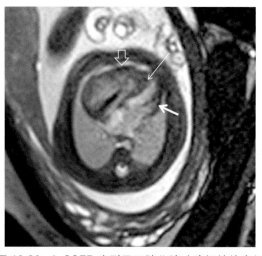

图 13.20 b-SSFP 序列显示胎儿肺动脉闭锁伴室间隔完整，右心室发育偏小，右心房扩大。实箭所指为左心室，空箭所指为右心室，细箭所指为室间隔

（明　星　马岩岩　译

张牡丹　王荣品　钟玉敏　审校）

第 14 章

胎儿胃肠和腹壁异常

胎儿胃肠系统的 MRI 评估需要在相对于胎儿腹部的三个正交平面中的 T_1 和 T_2 加权序列上进行。T_1 加权成像提供了关于含有胎粪的大肠和胎儿肝脏的大小、位置的额外信息。胎儿内脏位置是通过观察胃、降主动脉和心尖（位于胎儿左侧）及肝脏、下腔静脉（位于胎儿右侧）的方向来确定的。

食管（图 14.1）、胃、空肠因羊水的摄入在 T_1WI 上呈低信号，在 T_2WI 上呈高信号（图 14.2）。25 周后，回肠在 T_2WI 上呈中等至高信号，在 T_1WI 上呈高信号。结肠在 T_1 上表现为高信号（图 14.3e、f），在 T_2 加权成像上表现为低信号，这是由于肠腔内胎粪富含矿物质和蛋白质（图 14.2c）。小肠和大肠直径随胎龄的增加而增加。20 周时，小肠直径为 2mm，大肠直径为 3～4mm。到妊娠 35 周时，小肠直径为 5～7mm，大肠直径为 9～15mm。

胎儿早期的红细胞生成主要发生在肝脏。因此，胎儿肝脏在 T_1 上呈高信号（因为含有

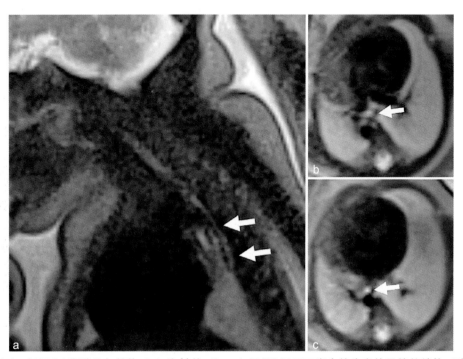

图 14.1 妊娠 34 周胎儿矢状位（a）和轴位（b、c）T_2WI 显示正常食管为高信号管状结构（实箭）

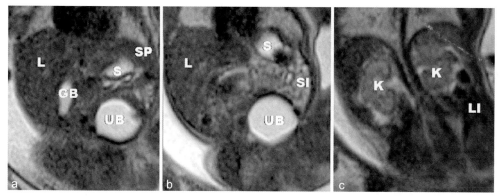

图 14.2　妊娠 30 周胎儿正常腹部结构的冠状位 T$_2$WI。L. 肝；GB. 胆囊；S. 胃；SI. 小肠；LI. 大肠；SP. 脾；K. 肾；UB. 膀胱

蛋白质及铜、锌等）（图 14.3），在 T$_2$WI 上呈低信号（因为含有铜）（图 14.3）。脾脏在 20 周时可见，随着胎龄的增长，T$_2$WI 信号逐渐减低（图 14.3a）。胆囊从妊娠第 18 周起可见。正常的肝内胆管树在 MRI 上无法显示。

14.1　食管闭锁

14.1.1　定义

一种气管食管隔膜畸形，导致食管闭塞。报道显示，活产婴儿的发病率为 1/（2500 ～ 4000）。它可能与气管食管瘘和 VACTERL 综合征有关。

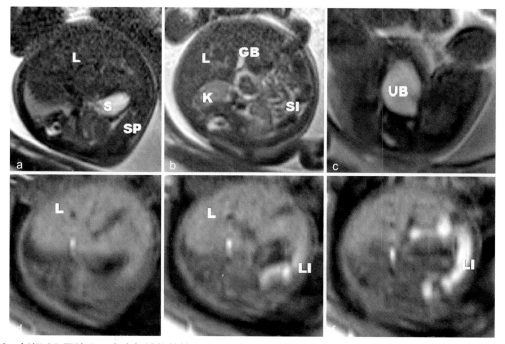

图 14.3　妊娠 30 周胎儿正常腹部结构的轴位 T$_2$WI（a ～ c）和 T$_1$WI（d ～ f）图像。L. 肝；GB. 胆囊；S. 胃；SI. 小肠；LI. 大肠；SP. 脾；K. 肾；UB. 膀胱。由于存在胎粪，大肠在 T$_1$WI 上呈高信号

14.1.2 影像学特征

- 当胃腔小且羊水过多时，可怀疑食管闭锁（图14.4b）。
- "小袋征"——超声检查和MRI可显示食管近端小袋扩张（图14.4）。可能无法显示食管全段。
- 然而，即使在一些正常胎儿中，MRI也可能无法显示食管全段及其通畅性。
- 这两种模式在预测气管食管瘘方面均不佳。
- 可能与胎儿生长迟缓有相关性。

14.1.3 预后

围生期检查方法包括染色体核型分析和寻找其他相关异常。考虑到早产（因羊水过多）和高误吸发生率导致的高风险，应在设有新生儿重症监护室的三级医疗中心进行计划分娩。围生期手术包括食管重建，存活率为90%～95%。预后取决于出生时胎龄及其他相关异常情况。

14.2 十二指肠闭锁

14.2.1 定义

由于十二指肠狭窄、闭锁导致十二指肠管空泡化不足，发病率为1/10 000。它可能与染色体异常、唐氏综合征和VACTERL综合征有关。

14.2.2 影像学特征

- 充满黏液的胃和十二指肠近端呈现双泡状外观（图14.5）。
- 可能存在羊水过多。
- MRI可用于评估其他肠段。描绘结肠中胎粪的T_1WI图像可以排除其他闭锁的小肠段，因为闭锁远端的未闭小肠会产生充足的肠道分泌物，从而使结肠正常舒张，并伴有T_1高信号。

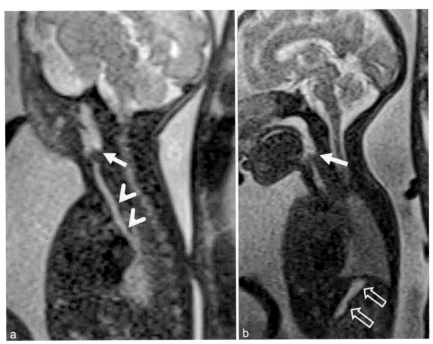

图14.4 妊娠29周胎儿矢状位（a、b）T_2WI显示气管（箭头）后面的食管袋（实箭）扩张，伴有小胃（空箭）和羊水过多——食管闭锁

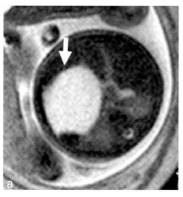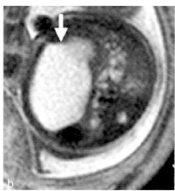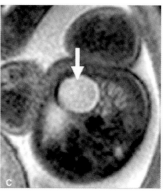

图 14.5　胎儿腹部轴位 T_2WI 显示胃严重扩张（实箭）和非扩张性的小肠环，提示十二指肠闭锁

14.2.3　鉴别诊断

腹部囊肿如胆总管囊肿、肝囊肿、肠重复畸形和肠系膜囊肿。

14.2.4　预后

预后取决于相关畸形，死亡率在 15% ～ 40%。

14.3　空肠 / 回肠闭锁

14.3.1　定义

涉及小肠的一段或多段狭窄，发生率为 1/（1500 ～ 12 000）。据推测，这是由肠系膜动脉血液供应中断引起的局部缺血。

14.3.2　影像学特征

- 狭窄前的小肠扩张。正常的小肠环直径小于 8mm。
- 当梗阻位于空肠水平时，扩张的小肠环在 T_2WI 上呈高信号，在 T_1WI 上呈低信号（图 14.6）。相反，当梗阻位于回肠远端水平时，扩张的小肠环在 T_2WI 上呈中等信号、在 T_1WI 上呈高信号。
- 空肠闭锁可见"三泡征"。有时伴有羊水过多。
- T_2WI 上扩张的小肠环内可能存在由

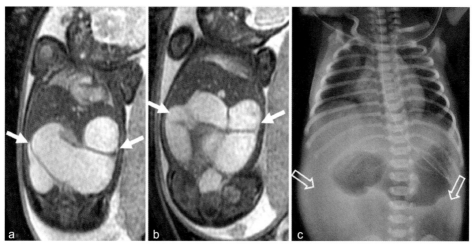

图 14.6　胎儿腹部冠状位 T_2WI（a、b）显示近端空肠严重扩张（实箭），提示空肠闭锁。产后 X 线片（c）显示近端空肠扩张（空箭）符合诊断

过度蠕动引起的旋转信号流空。

- 结肠直径缩小，胎粪减少或无胎粪。

14.3.3 并发症

回肠闭锁穿孔、胎粪性腹膜炎、腹水、胎儿生长迟缓。

14.3.4 鉴别诊断

胎粪性回肠梗阻：是继发于胎粪在回肠远端的嵌塞。在某些情况下会出现相关的囊性纤维化。在回肠闭锁中，扩张型小肠袢表现为 T_1 高信号和 T_2 低信号，而在胎粪性肠梗阻中，扩张的小肠袢在 T_1WI 上表现为中高信号，在 T_2WI 上表现为中等信号。

肛门闭锁：可见扩张的小肠和大肠袢。

旋转不良：一些肠袢移位并伴有直径变化。

14.4 结肠闭锁

14.4.1 定义

结肠的一个或多个节段狭窄、闭锁。

14.4.2 影像学特征

可见近端小肠和大肠扩张。通过其 T_1 高信号和结肠袋的存在来识别大肠。它可能与先天性巨结肠有关。狭窄节段不显示常见的胎粪信号，T_1WI 上的高信号较低。

14.4.3 鉴别诊断

肛门闭锁、空肠闭锁。

14.4.4 预后

预后取决于相关畸形和狭窄段的长度。

14.5 肛门闭锁

14.5.1 定义

涉及肛管的闭锁发生率为 1/2000。如果发生在肛提肌上方，则称为"高位"，如果发生在肛提肌下方，则称为"低位"。它可能与 VACTERL 综合征和其他几种综合征有关。

14.5.2 影像学特征

- 产前检出困难，检出率为 8%～10%。
- 常见于妊娠晚期。肛门无陷凹，并可见扩张充液的扩张肠袢（正常大尺寸，妊娠 24 周时直径为 8mm，妊娠 35～38 周时为 16～18mm）。正常直肠 T_1WI 呈高信号，T_2WI 呈低信号，与膀胱相反。妊娠 20 周后应在膀胱颈下方 10mm 处可见。如果存在相关的直肠 - 尿道瘘，则直肠在 T_2WI 上显示由尿液引起的高信号。
- 陷阱——突出的直肠可能是正常变异，结肠未扩张也不能排除肛门闭锁。

14.5.3 预后

孤立性肛门闭锁预后良好。

14.6 泄殖腔畸形

14.6.1 定义

由泄殖腔（生殖道、泌尿道和肠道）分隔异常导致的系列畸形。泌尿生殖窦与直肠相通。这种畸形罕见，每 50 000 名新生儿中仅 1 名发生此情况。它可能与 VACTERL 综合征，子宫、阴道、膀胱、尿道重复和尾部发育不全有关。

14.6.2 分类

重型：泄殖腔发育不全—无开口。

单开口型: 尿道、阴道和后肠合并。

双开口型: 泌尿生殖窦和后肠。

14.6.3　影像学特征

肛门无陷凹。80% 的病例中有子宫和阴道重复。阴道扩张 (积液),表现为膀胱后部的囊性区域 (图 14.7)。因尿液膨胀,直肠内 T_1 高信号消失。因尿液通过输卵管溢入腹腔,可能会出现尿性腹水。

14.6.4　鉴别诊断

孤立性积液:无阴道重复,表现为单腔,直肠解剖结构和 T_1 高信号得以保留。

卵巢囊肿:见于下腹的一侧。

肠重复囊肿:囊肿壁呈层状外观,如肠道特征。

14.6.5　预后

阴道发育不全预后不佳。

短共用通道泄殖腔 < 3cm:术后控尿效果较好 (70% 的病例)。

长共用通道泄殖腔 > 3cm:大多数病例术后控尿效果不佳。

双开口型:肛门位置正常则提示预后良好。

14.7　先天性胆总管囊肿

14.7.1　定义

肝内/外胆管囊性扩张。

14.7.2　影像学特征

胆管内可见囊肿。囊肿与胆管系统相通。

14.7.3　鉴别诊断

先天性肝囊肿:单腔结构,与胆管系统不相通。

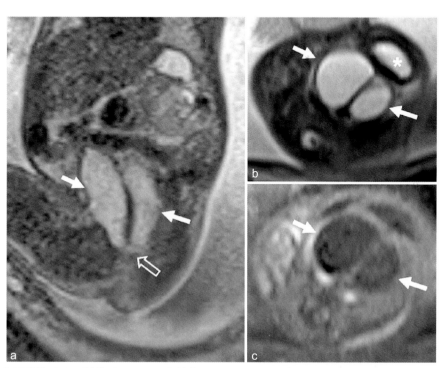

图 14.7　胎儿冠状位 (a)、轴位 T_2WI (b) 和轴位 T_1WI (c) 显示膀胱 (星号) 后面的两个管状囊性区域 (实箭),代表直肠积水和扩张。这三种结构可以在下侧面交通 (空箭)——持久性泄殖腔

14.8 肝脏肿瘤和血色素沉着症

14.8.1 先天性肝血管瘤

先天性肝血管瘤为一种罕见的良性病变，为血管内皮细胞增殖所致，通常与自发退化有关。其分为两种类型：①快速消退型先天性血管瘤（RICH）；②非消退型先天性血管瘤（NICH）。

14.8.1.1 影像学特征

该病是实性病变，T_1 呈低信号，T_2WI 呈高信号。有时可见坏死、纤维化或出血。

14.8.1.2 预后

多数于出生后一年半出现退化。

若肿瘤较大可能出现动静脉瘘，导致高输出型心力衰竭。其他并发症包括肝衰竭、胎儿非免疫性水肿、溶血性贫血、凝血障碍和肿瘤破裂。较大的病变在出生后可使用糖皮质激素，强抗血管生成药（如 α 干扰素、环磷酰胺、长春新碱或放线菌素 D）和放射治疗。

14.8.2 间充质肝错构瘤

此病是一种罕见的良性肿瘤，因成熟的正常肝细胞和间质过度生长所致。

14.8.2.1 影像学特征

该病表现为囊性病变或囊实性包块。在 T_2WI 上表现为高信号病变，伴有低信号间质。

14.8.2.2 预后

术后生存率为 70%。若早期表现为快速生长的肿瘤、羊水过多和动脉压迫则是预后不良的标志。

14.8.3 肝母细胞瘤

14.8.3.1 定义
肝母细胞瘤是一种罕见的肝实性肿瘤。

14.8.3.2 影像学特征
● 在超声检查中，肝母细胞瘤表现为轮廓清晰的实性、强回声病变，呈轮辐状。多普勒可显示瘤内血管丰富。

● 在 MRI 检查中表现为一个混杂信号肿块，DWI 呈轻度高信号。胎儿 MRI 有助于确定肿瘤的范围及其与邻近器官的关系。

14.8.3.3 预后
预后普遍较差。并发症包括羊水过少、非免疫性胎儿积水、肿块破裂及由于肿块对邻近肺部的压力而引起的呼吸窘迫。化疗和手术切除后生存率为 60%。

14.8.4 新生儿血色病

这是一种非常罕见的疾病，表现为肝硬化和肝内外铁质沉着症。

影像学特征 尽管超声检查正常，但 MRI 可用于产前的无创评估。在 T_2^* 图像上，相对于胎儿脾脏和母体肝脏，胎儿肝脏表现为弥漫性低信号（图 14.8）。

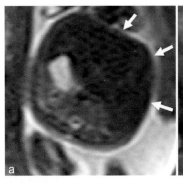
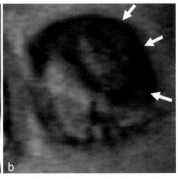

图 14.8 患有血色素沉着症的妊娠 21 周胎儿的轴位 T_2（a）和 T_2^*（b）图像显示 GRE 图像上肝脏信号变低（实箭）

14.9 脐疝

14.9.1 定义

中线腹壁缺损,腹部内容物突入脐带底部。内容物被隔膜覆盖,常见的内容物是小肠、大肠和肝脏。内容物中脾脏和膀胱很少见。

14.9.2 影像学特征

MRI 可用于评估脐带突入部位的正常情况（图 14.9）。当脐膨出时,MRI 可用于显示内容物（图 14.10）。由于胎粪,大肠可能在 T_1WI 上呈高信号。充满液体的小肠袢呈高信号,肝脏 T_1WI 呈高信号,T_2WI 呈低信号。有时可能伴有腹水。

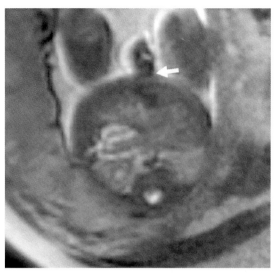

图 14.9 正常脐带突入部位的轴位 T_2WI

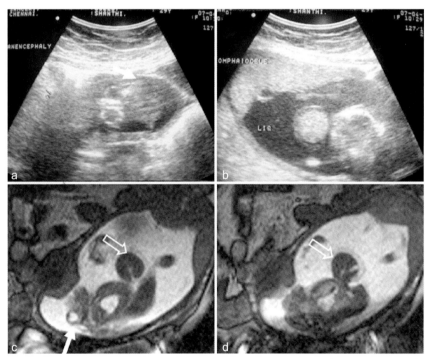

图 14.10 超声（a、b）和 T_2WI MRI（c、d）显示无脑畸形（实箭）和脐膨出（空箭）

14.10 内脏异位

同义词：侧畸症。

14.10.1 定义

通常腹部和胸部器官的左右分布有变化。它位于原位和倒位之间。

14.10.2 病原学

大多数病例是偶发性的。它发生于早期胚胎发育失调，可能与心脏异常有关。在25%的病例中可见纤毛无运动综合征。

14.10.3 影像学特征

MRI可用于评估肝脏、横膈膜的位置和大小，以及各种器官的位置。也可用于评估脾脏的缺失或副脾。复杂的心脏畸形、脾脏缺失通常与不良预后有关。

14.11 胎儿腹水

胎儿腹水表现为胎儿腹腔出现游离的液体。许多病因与胎儿水肿相似。其他病因包括胎儿尿性腹水（图14.11）、宫内感染、肠穿孔、卵巢囊肿破裂、严重肺部异常（图14.12）。

影像学特征 腹腔内游离液体表现为 T_2 高信号，肠管在其中漂浮。

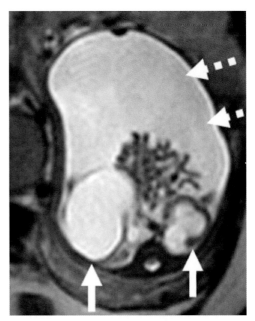

图 14.11 胎儿轴位 T_2WI 显示双侧肾积水（实箭）、膀胱过度扩张和腹水（虚箭）

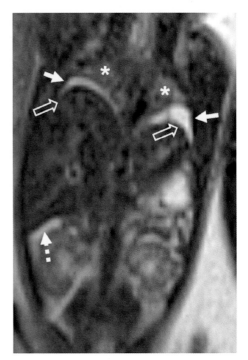

图 14.12 妊娠 24 周胎儿冠状位 T_2WI 显示双侧胸腔积液（空箭）、肺发育不全（星号）和腹水（虚箭）

（容 豫 译 张莎莎 王荣品 审校）

第 15 章

胎儿泌尿系统异常和其他疾病

15.1 泌尿生殖系统异常

正常的肾脏在妊娠 15 周后就可见，表现为椭圆形的椎旁器官。在 T_2WI 上，肾实质呈中等信号，肾盂、肾盏呈高信号（图 15.1）。与髓质相比，肾皮质呈稍低信号，随着胎龄的增长，肾皮质和髓质分化越来越明显。true FISP 序列有助于更好地描述尿路的梗阻性改变。T_1WI 有助于鉴别扩张的输尿管和邻近的肠袢，因为与低信号扩张的输尿管相比，积便扩张的大肠呈高信号。由于细胞密度高，肾脏在 DWI 上呈高信号（图 15.2）。DWI 在检测肾实质和肾功能评估方面非常有用。由于病变部分肾细胞数量减少，胎儿的肾脏病变在 DWI 上显示亮度降低。因此，肾实质

ADC 值升高提示肾功能受损。MRI 也有助于评估相关的 VATER（椎体、肛门闭锁、气管 - 食管瘘、肾脏）和肺部异常。尿路异常可影响胎儿肺部成熟，从而影响预后。当羊水过少、产妇肥胖和骨骼重叠而影响评估时，MRI 可作为超声检查的补充。

15.1.1 单侧肾发育不全

15.1.1.1 定义

一侧肾缺失。超声和多普勒都可用于一侧肾缺失的诊断。肾动脉的存在有助于明确肾脏的存在，但很少进行 MRI 检查。

15.1.1.2 影像学特征

肾脏在 DWI 上呈高信号，在 MRI 上容易定位。同侧肾窝空虚，腹部其他部位无 DWI

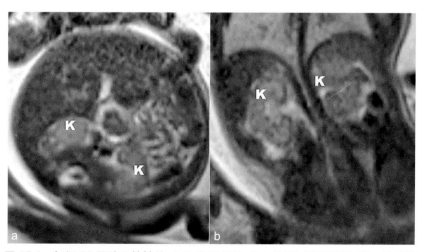

图 15.1 妊娠 30 周胎儿的轴位（a）和冠状位（b）T_2WI 显示肾脏正常；K. 肾脏

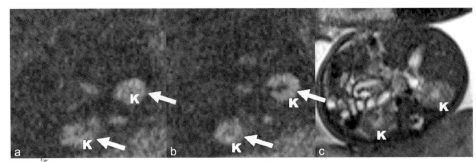

图 15.2 妊娠 29 周胎儿的轴位 DW 图像（a、b）和轴位 T₂WI（c）显示肾脏正常。在 DWI 上显示肾脏呈高信号（实箭）；K. 肾脏

高信号，有利于做出肾发育不全的诊断。对侧肾显示代偿性增大。当超声检查有疑问时，MRI 也有助于鉴别肠道和肾脏。当羊水过少时，MRI 是更有效的检查方法。

15.1.1.3 鉴别诊断

肾脏需与球形肾上腺和结肠袢相鉴别。

15.1.2 异位肾

- MRI 有助于鉴别异位肾（图 15.3）。当超声检查有疑问时，有助于鉴别肠道和肾脏。

- 同侧肾窝空虚，DWI 见肾外、盆腔内明亮高信号有利于异位肾的定位。

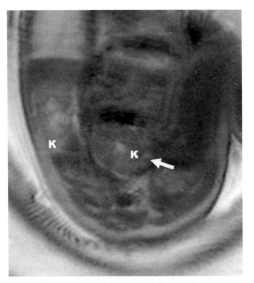

图 15.3 妊娠 34 周胎儿的冠状位 T₂WI 显示异位左肾（实箭）；K. 肾脏

15.1.3 肾脏融合异常

融合肾可在超声检查上表现为肿块，MRI 可用于识别异常交叉融合异位（图 15.4），MRI 可见马蹄肾（图 15.5）。

15.1.4 多囊性肾发育不良

15.1.4.1 定义

肾脏被大小不同的分隔囊肿取代。这是由输尿管或肾盂闭锁所致。

15.1.4.2 影像学特征

MRI 对复杂或双侧多囊肾诊断很有用。患侧肾脏形态消失。分隔的外周或中央区域囊肿替代了正常肾脏（图 15.6）。缺乏正常的肾实质会导致弥散加权成像上的低信号。双侧肾受累可导致羊水不足和肺发育不良。

15.1.4.3 鉴别诊断

淋巴管瘤：具有浸润特征的多分隔囊肿。肠内、十二指肠重复囊肿，可能类似于肾周积液，显示层状肠管特征。

尿瘤：由于严重肾积水导致的尿液渗漏而在 Gerota 筋膜内尿液聚集，被视为取代肾脏的单房囊肿。肾盂 - 输尿管连接处梗阻引起的肾盂积水、中央扩张的肾盂与周围扩张的肾盏相互交通。也需要与肠系膜囊肿、胎粪假性囊肿等相鉴别。

15.1.5 梗阻性尿路病

胎儿尿路扩张的常见原因是膀胱输尿管

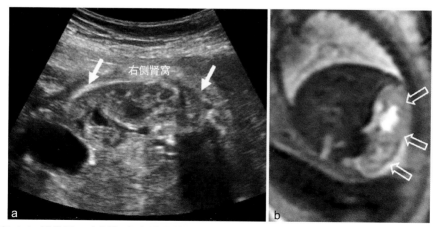

图 15.4　超声（a）图像显示右侧肾窝内增大的肾脏（实箭）。MRI 矢状位 T$_2$WI（b）显示左肾交叉融合异位（空箭）

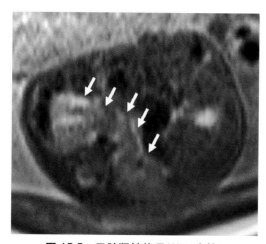

图 15.5　马蹄肾轴位 T$_2$WI（实箭）

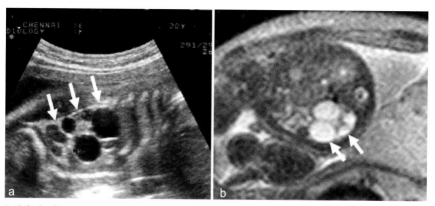

图 15.6　胎儿腹部超声（a）和 MRI 轴位 T$_2$WI（b）显示肾脏增大，并伴有多发分隔囊肿，提示多囊性肾发育不良（实箭）

连接处梗阻、后尿道瓣膜（PUV）、输尿管膨出（通常与重复异常相关）、膀胱输尿管反流、尿道闭锁和巨膀胱 - 小结肠 - 肠蠕动不良综合征。

羊水过少和盆骨骨化可能掩盖超声的细节。MRI 可敏感检测膀胱过度膨胀、输尿管扩张、胆道系统扩张等，还可用于识别会阴部的直肠、阴道、子宫等结构。结直肠因胎粪聚集，在 T_1WI 上呈高信号。

泄殖腔异常、后尿道扩张及异位输尿管入口异常更适合通过 MRI 进行诊断。MRI 还可用于提供肾脏的其他特征，如皮质厚度和肾实质的信号强度。MRI 也有助于诊断严重肾积水患者的皮质变薄。因肾脏发育异常的改变可导致肾实质 T_2 高信号。

15.1.5.1 盆腔 - 输尿管连接处梗阻

盆腔 - 输尿管交界处狭窄的肾积水（图

15.7）。肾内存在交通性囊肿。

预后

预后好坏取决于对侧肾脏；轻度异常则提示预后良好。输尿管膀胱回流，对侧肾可出现梗阻症状。无功能的肾脏可能在产后逐渐恢复。

15.1.5.2 后尿道瓣膜

双侧输尿管和肾盂肾盏扩张（图 15.8a）。扩张的后尿道被看作"钥匙孔"（图 15.8）。膀胱出现扩张（图 15.8b）。MRI 也有助于检测重度肾积水患者的肾皮质变薄。当扩张尿路漏液时，可能出现尿性腹水（图 15.9）。

鉴别诊断

腹肌发育缺陷综合征（Prune-Belly）（梅干腹综合征）：巨大低张力性膀胱、腹壁肌肉缺如伴前腹壁膨隆及双侧隐睾三联征（图 15.10）。

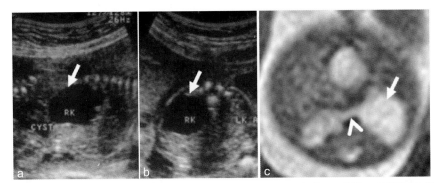

图 15.7 胎儿腹部超声（a、b）和 MRI 轴位 T_2WI（c）显示马蹄肾（实箭）。右肾可见肾积水伴盆腔 - 输尿管交界处梗阻（实箭）。在超声图像上未发现连接组织

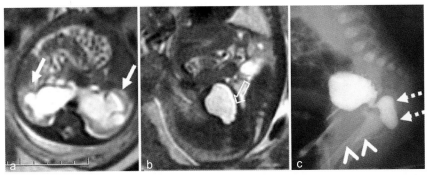

图 15.8 胎儿腹部的轴位（a）和矢状位（b）T_2WI 显示双侧肾积水（实箭）和膀胱过度膨胀（空箭）。产后 MCU（c）示后尿道扩张（虚箭），前尿道细流（箭头），证实后尿道瓣膜的诊断

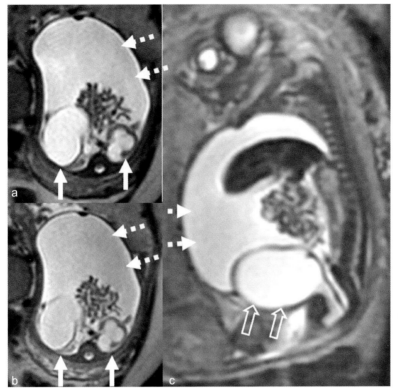

图 15.9　胎儿腹部轴位（a、b）和矢状位（c）T₂WI 显示双侧肾积水（实箭）、膀胱过度膨胀（空箭）和尿腹水（虚箭）

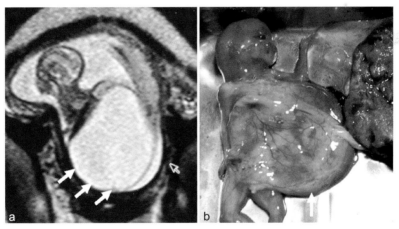

图 15.10　妊娠 17 周胎儿的 MRI T₂WI（a）显示梅干腹综合征导致的大膀胱（实箭）、脐带（黑箭），产后确诊（b）

15.1.6　中胚叶肾瘤

15.1.6.1　定义

胎儿肾错构瘤是一种良性的梭形细胞肿瘤，起源于肾间充质细胞。

15.1.6.2　影像学特征

超声检查表现为富血供实体瘤，瘤周可见低回声"环征"，可伴积液。

MRI 有助于鉴别器官来源，"爪征"常提示肾内起源。病变在 T₂WI 上为稍高信号。较大的肿块可能会推移肠道。

15.1.6.3　鉴别诊断

交叉融合异位、重复肾畸形、肾上腺肿块。

15.1.6.4　预后

最好在三级医院治疗。生产后可通过扩大切除治愈。局部复发或远处转移罕见。

15.1.7　肾上腺神经母细胞瘤

15.1.7.1　定义

恶性肿瘤由神经母细胞组成，起源于肾上腺髓质或交感神经链。

15.1.7.2　病理

正常胎儿肾上腺有类似于神经母细胞瘤的神经母细胞结节。这些结节逐渐演变为正常。当它们不退化并继续生长时就会进化成神经母细胞瘤。

15.1.7.3　分期

一期：局限于肾上腺。

二期：向肾上腺外扩大，但不跨过中线。

三期：跨越中线生长。

四期：远处转移。

4S 期（特殊）：预后良好，转移到肝脏、皮肤、骨髓，无骨转移。

15.1.7.4　影像学特征

超声：实性回声肿块或复杂囊性肿物，间隔厚，多普勒超声可探及血流信号。

MRI：有助于鉴别器官的起源和评估局部浸润的范围。在 T_1WI 上肿瘤实性部分呈稍低信号，在 T_2WI 上呈中高信号。在 T_1WI 上肿瘤囊性部分呈低信号，在 T_2WI 上呈高信号。

15.1.7.5　鉴别诊断

- 大叶外隔离：常见于左侧（90%）。在 T_2WI 上呈均匀高信号肿块，主动脉供血血管突出。可见一个单独的正常肾上腺。

- 肾上腺出血：罕见，在 GRE/EPI GRE 图像上显示为开花样。通过信号特征，有可能确定出血的阶段。

- 双集合系统：肾上极积水可能类似肾上囊性肿块。上半段肾盂积水可能与异位输尿管扩张有关。MRI 有助于单独识别正常的肾上腺。

15.1.7.6　预后

肾上腺神经母细胞瘤的预后有多种可能，许多保持稳定，一些需要手术治疗。肾上腺神经母细胞瘤中极少会出现肾积水、肿瘤转移和死亡。

15.1.7.7　治疗

出生后小于 5cm 的稳定肿块可随访。当肿块大于 5cm 时可进行手术。当肿瘤伴发多发转移时可选择化疗。

15.1.8　卵巢囊肿

15.1.8.1　定义

通常是一种起源于卵巢的良性囊肿。

15.1.8.2　影像学特征

腹部 / 盆腔囊肿，囊肿壁不明显，有或没有子囊（图 15.11），可能附着于卵巢，当有扭转时，囊肿可表现为腹内的液 - 液平面和碎片，并伴有腹水。MRI 有助于识别解剖结构、复杂结构和细节，如囊内出血。

15.1.8.3　鉴别诊断

脐尿管囊肿：膀胱和脐尿管索连接部位之间的中线囊肿。

肠重复囊肿：在妊娠中期出现，并显示"肠道特征"。

系膜囊肿：罕见，可类似于卵巢囊肿，可见于中线。

膀胱积水：见于中线，位于膀胱后方。

15.1.8.4　预后

小于 5cm 的囊肿可以自行消退。大于 5cm 的囊肿不太可能吸收，容易发生扭转。可通过子宫内或产后的抽吸来治疗。

15.1.8.5　并发症

囊肿内可发生扭转、梗死、出血。由于对肠的占位影响，很少引起肠梗阻。

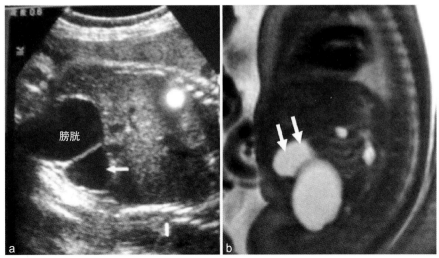

图 15.11　胎儿腹部超声（a）和矢状位 T_2WI（b）显示左侧盆腔囊肿（实箭）——卵巢囊肿，该囊肿在出生后的超声随访中消失

15.2　肌骨骼系统

由于胎儿肢体移位较快，超声检查，特别是三维成像，是研究肌肉骨骼系统的首选方法。除了常用的 HASTE 序列（图 15.12，图 15.13）EPI 序列、厚层 T_2WI 及动态序列可以提供有关骨骼和肌肉的信息。EPI 也有助于获得胎儿的胸部和骨骼整体情况。

先天性马蹄内翻足

通常显示于腿的矢状面，足呈直角斜形，呈倾斜。马蹄内翻足，在腿矢状面上，足部内侧偏曲，可见足面（图 15.14）。

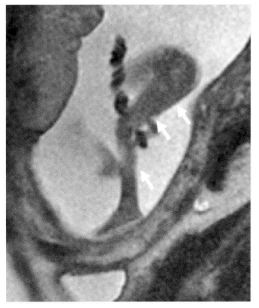

图 15.12　22 周胎儿 T_2WI 显示正常（实箭）。足与腿成直角，呈斜形

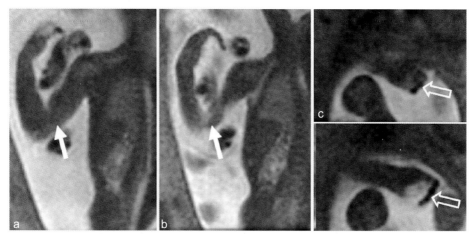

图 15.13　妊娠 22 周胎儿的 T$_2$WI 显示正常的上肢（实箭）和手（空箭）

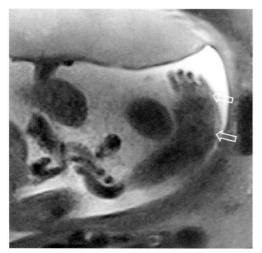

图 15.14　妊娠 23 周胎儿的 T$_2$WI 显示足距（空箭）。虽然腿显示轮廓（矢状面），但足是正面的

15.3　胎儿其他疾病

15.3.1　胎儿生长受限

15.3.1.1　同义词
宫内生长受限（IUGR）。

15.3.1.2　定义和病理
胎儿生长受限被认为是一种估计的胎儿体重（EFW）小于胎龄的第 10 百分位数的情况。有两种类型：

- 不对称胎儿生长受限：腹围比头围更容易减小。

- 对称胎儿生长受限：胎儿均匀小，所有相关生物测量值均减少。

它与几种疾病有关，如染色体疾病、几种综合征、先天性异常、感染和多胎妊娠。

15.3.1.3　影像学特征
多普勒超声检查是检测胎儿生长受限的首选方法。需要了解胎儿生长受限中的 MRI 知识，因为它可能与感染等原发性疾病有关。MRI 对于计算大脑、身体、肺和胎盘的体积非常有用。胎盘的体积、厚度可以减少。脑、身体、肺的体积可能会减少。通常的参数，如双顶径、头围、腹围降低。大脑部分部位如额叶白质、半卵圆中心、丘脑的 ADC 值可能会降低。胎盘灌注减少。

15.3.2　胎儿水肿

15.3.2.1　定义和病理
胎儿水肿定义为液体在两个或更多的体腔中积聚。胎儿水肿被认为是胎儿心力衰竭的一种形式。其有两种类型：①胎儿免疫性水肿，它发生在胎儿血型、恒河猴血型不兼容的血型；②非免疫性胎儿水肿，以下原因已被确定为导致非免疫性水肿。

- 心脏异常，心律失常。

- 染色体异常，如 13、18、21- 三体，特纳综合征。

- 感染。
- 肺异常。
- 某些骨骼发育不良。
- 高输出血流状态 / 动静脉分流。
- 双胎输血综合征。
- 代谢紊乱。
- 胎儿体内的肿瘤性病变。

15.3.2.2　影像学特征

- 胎儿全身性水肿。
- 肛门皮肤、皮下、头皮水肿（皮肤厚度 > 5mm）（图 15.15）。
- 腹水、胸腔积液、心包积液。
- 胎盘肿大（妊娠中期胎盘厚度 > 40mm，妊娠晚期 > 60mm）。
- 肝脾大。
- 羊水过多。

15.3.2.3　预后

预后是可变的，并取决于病因。

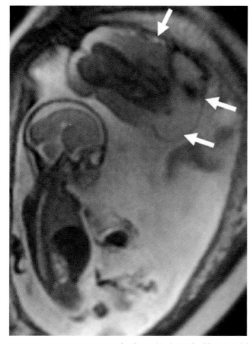

图 15.15　T$_2$WI 显示双胞胎因积水引起的弥漫性皮下水肿（实箭）

15.3.3　双胎输血综合征

15.3.3.1　定义和病理

双胎输血综合征（twin-twin transfusion syndrome，TTTS）是一种产前条件，单绒毛膜双胞胎获得不平等的胎盘血液供应，这导致了两个胎儿的生长速度不同。

在双胎输血综合征中，胎盘中有异常的血管（动脉 - 静脉和动脉 - 动脉）吻合。因此，胎盘循环主要指向一胎，而较少提供给另一胎。其中一胎的低灌注会导致低血容量（供体）双胞胎的少尿，进而导致羊水过少。另一个（受体）有高血容量和高血压，随后导致羊水过多。

在单绒毛膜双胎妊娠中，由于双胎栓塞综合征，其中一个胎儿的死亡，与存活的另一胎儿发生低血压缺血性损伤的风险相关。由于单绒毛膜胎盘存在血管吻合，双胞胎的一个死亡导致胎盘床血管阻力的突然丧失。活的双胞胎变成急性低血压，导致大脑和肾脏的缺血性病变。

15.3.3.2　影像学特征

受血胎

- 羊水过多。
- 膀胱过度充盈。
- 心脏负荷增加，心脏增大，胎儿水肿。

捐血胎

- 羊水过少，这可能导致双胎出现"粘"在妊娠囊的一侧。
- 膀胱小或不可见。
- 虽然 MRI 在双胎输血综合征的初始评价中并不常用，但它在识别与双胎输血综合征相关的脑缺血和脑室出血方面非常有用。
- 供体和受血胎可能有血流动力学改变导致的脑静脉窦扩张，这可能在 MRI 上得到很好的显示。
- 在受血胎中，可能会有肾盆腔收集系统的扩张。
- 胎儿 MRI 在激光治疗双胎输血综合

征后或一对双胞胎死亡后都很有用，以排除缺血性（图 15.16）/ 脑实质出血性损伤。脑内继发性脑缺血性异常改变可导致继发性脑室扩张（图 15.17）。

激光凝血是 < 26 周妊娠双胎输血综合征的治疗选择，常见胎盘血管赤道吻合口选择性凝血。

● 如果在术后 1 ～ 4 天进行，DWI 可在激光凝固后立即显示脑损伤。

● 术后 4 ～ 6 周的 MRI 对观察脑软化等脑变化很有用。

15.3.4　单脐动脉

单脐动脉是染色体异常的重要标志，是其中一条动脉发育不全或萎缩的结果。脐带通常有两条动脉和一条静脉（图 15.18a）。在妊娠中期常规扫描中应排除单脐动脉，脐带横断面成像可检测到（图 15.18b）。

单脐动脉可能与 18、13- 三体和三倍体、胎儿生长迟缓、心血管系统、泌尿生殖系统、胃肠、骨骼和中枢神经系统的异常有关。

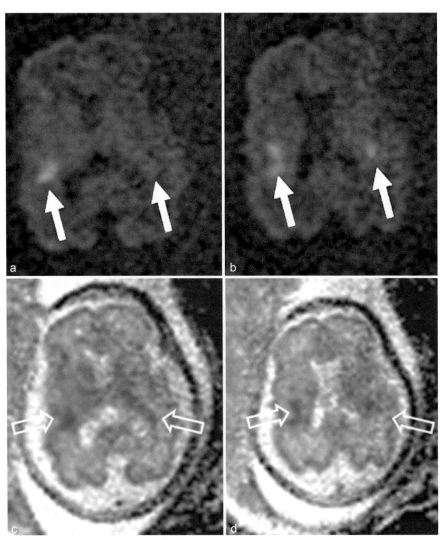

图 15.16　轴向弥散加权成像（a、b）显示双胞胎其中一个死亡，幸存的另一个双胞胎双侧顶叶区急性梗死（实箭）。ADC 图像（c、d）显示受限扩散（空箭）

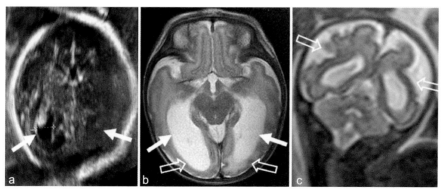

图 15.17　超声（a）和 MR T_2WI（b、c）显示 23 周时双胞胎其中一个死亡，幸存的另一个双侧顶枕叶（空箭）导致双侧侧脑室肿大（实箭）。本扫描是在妊娠第 29 周时进行的

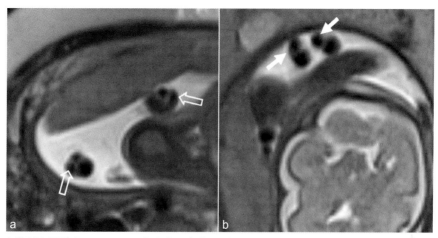

图 15.18　妊娠 31 周胎儿可见（a）脐动脉（空箭）；妊娠 24 周胎儿（b）的 T_2WI 显示单脐动脉（实箭）

（谢光友　译　张莎莎　王荣品　审校）

第 16 章

胎盘疾病、异位妊娠和其他产科应用

对患有盆腔和胎盘疾病的孕妇而言，超声检查（USG）是影像学检查的首选方法。它价廉、易得、安全、准确。然而，超声依赖于操作者，并且有一定的限制，如不能对大视野（FOV）进行成像，不能区分出血液和其他液体，对妊娠晚期及肥胖患者声窗透声差。通过超声评估胎盘和附件有一定的困难。MRI 在妊娠期是安全的，且具有软组织对比度高、视野覆盖范围大、基于 T_1 和 T_2 特征描述病变、区分血液和其他液体等优点。因此，在超声诊断不明确的情况下，MRI 越来越多地被用作补充诊断的工具。表 16.1 总结了 MRI 在胎盘和其他产科的应用。

表 16.1　MRI 在胎盘和其他产科的应用

● 胎盘病变	● 子宫并发症：破裂、肌瘤变性
- 胎盘粘连	● 计划分娩
- 胎盘早剥	- 前置胎盘
- 妊娠滋养细胞疾病	- MRI 骨盆测量
- 双叶胎盘等变异	● 产后并发症
- 胎盘肿瘤	- 血肿
● 异位妊娠	- 卵巢静脉血栓
	- 子宫动静脉畸形
	- 脓肿

16.1　检查技术

在盆腔或下腹部成像时，建议使用相控

阵躯干线圈以获得更好的信噪比。妊娠期间一般避免使用钆对比剂（Gd）。然而，在某些情况下，动态对比增强图像可以在分娩前获得胎盘异常附着（胎盘植入）的评估。在妊娠中晚期时，超快速序列被用来克服来自母亲呼吸和胎儿运动的伪影。

当成像的视野仅限于盆腔时，早期妊娠和产后病例的 MRI 扫描方案如下：

● 高分辨率 T_2 加权快速自旋回波序列轴位、冠状面和矢状面扫描。在子宫病变的情况下，可以对子宫进行检查。

● T_1，T_1 脂肪抑制快速自旋回波序列轴位扫描。

● 扩散加权成像（DWI）轴位扫描。

● 短时反转恢复序列（STIR）轴位或冠位扫描。

● 梯度回波（GRE）图像轴位扫描。

当要成像的视野较大时，妊娠中期和晚期的 MRI 扫描方案如下。

● 使用半傅里叶采集单次激发快速自旋回波成像（HASTE）或应用运动校正的快速自旋回波在产妇下腹的轴位、冠状位和矢状位进行 T_2 加权成像扫描。

● 真稳态进动快速成像（TruFi）与脂肪抑制（FS）序列的轴位、矢状位、冠状位成像。

● 使用超快速扰相梯度回波序列或快速扰相梯度回波序列（FSPGR）的 T_1WI 和 T_1 FS 轴位图像。T_1 轴位图像也可以使用应用了运动校正的快速自旋回波序列来获得。

- 弥散加权成像（DWI）轴位扫描。
- 梯度回波或平面回波成像（EPI GRE）轴位扫描。
- 呼吸性触发扫描（呼吸门控）为首选影像学检查。

16.2　正常胎盘

胎盘在妊娠 19 ～ 23 周信号非常均匀（图 16.1a）。随后，它会形成微弱的分隔，随着胎龄的增长，分隔的数量会增加（图 16.1b）。36 周后小叶变得突出（分层）。正常情况下胎盘下方可见流空信号。胎盘厚度随着孕龄的增长，约每周增加 1mm。正常胎盘的最大

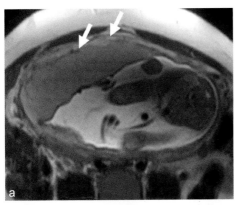

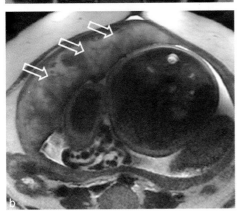

图 16.1　不同胎龄正常胎盘的 MRI 表现

a. MRI 轴位 T$_2$ HASTE 图像显示妊娠 22 周的胎盘信号均匀（实箭）；b. MRI 轴位 T$_2$ HASTE 图像显示妊娠 36 周时由于多个胎盘分隔（空箭）呈轻度不均匀的层状排列

厚度是 4cm。孕龄（周）= 胎盘厚度 +10mm。

16.3　病理性黏附性胎盘

病理性黏附性胎盘（morbidly adherent placenta，MAP）是一种由于基底蜕膜缺陷导致胎盘绒毛直接侵入子宫肌层的疾病。在进行胎盘分离时会导致严重出血。常见的诱发因素包括既往剖宫产 / 子宫手术、刮宫术、前置胎盘、高龄产妇和经产妇。在产前诊断出 MAP 后，这些孕妇应该在三级医院进行护理治疗，以降低孕产妇的发病率和死亡率。

胎盘黏附根据绒毛侵入的程度分为以下类型：

- 胎盘粘连（浅表性子宫肌层侵犯）。
- 胎盘植入（深层子宫肌层受侵犯）。
- 穿透性胎盘植入（通过子宫肌层浆膜层侵入，并侵犯邻近器官）。
- 通常影像学难以识别这些亚型。因此，使用"病理性黏附性胎盘"这个术语。

MRI 是超声检查的补充，尤其是在胎盘后部，可以识别胎盘侵犯子宫肌层的深度。以下是胎盘黏附的 MRI 表现。

- 胎盘后部 T$_2$ 暗区缺失 / 胎盘 - 子宫内膜界缺失（图 16.2，图 16.3）。可能会出现（呼吸）运动伪影导致的假阳性。在 DWI 像上子宫肌层呈低信号，胎盘呈高信号，因此可以确定胎盘 - 子宫肌层界面。DWI 像可显示胎盘组织侵入子宫肌层。
- 由于纤维蛋白的存在，T$_2$WI 上可见胎盘内结节状或线性低信号。
- 局限性子宫隆起（图 16.2）。
- 局灶性子宫肌层严重变薄（＜ 1mm）或中断。在妊娠晚期，子宫壁拉伸可能导致假阳性发生。
- 胎盘内出血或陷窝导致的混杂信号。
- 血管增粗，胎盘内血管紊乱。
- Gd 用于选择立即终止妊娠或剖宫产的患者。

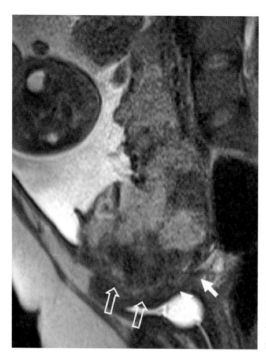

图 16.2　矢状位 T₂ 图像显示胎盘边缘完全覆盖宫颈内口（实箭）。前部胎盘和基底蜕膜之间的界面缺失，并伴有局灶性隆起（空箭）——胎盘植入

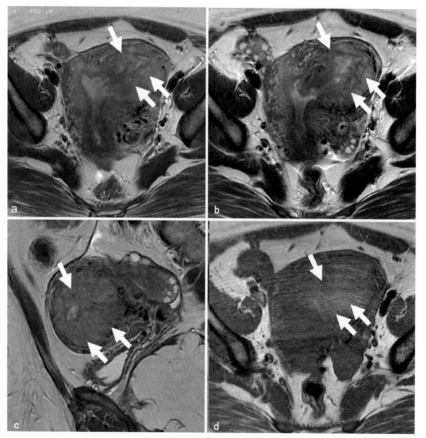

图 16.3　异常胎儿在妊娠 20 周时进行刮宫后的子宫的冠状位（a、b）、矢状位（c）和冠状位（d）T₁WI。异常粘连的胎盘位于子宫底部左侧的子宫内膜区域，宫角区域（实箭）

一些研究表明，诊断胎盘粘连是有用的，准确性达到 70% 左右。在 42 例患者中，MRI 诊断胎盘粘连的敏感度和特异度分别为 76.9% 和 50%。超声检测病理性胎盘粘连的敏感度和特异度分别为 100% 和 37.5%。

治疗

- 多学科团队证实，在妊娠 34 ～ 35 周通过剖宫产子宫切除术分娩，结果良好。

- 当考虑保留子宫时，可先进行子宫动脉栓塞，然后通过剖宫产分娩。胎盘留在原位，如果有分离选择部分切除。

16.4　胎盘早剥

胎盘早剥（abruptio placenta，AP）是指胎盘过早分离，是妊娠晚期导致阴道出血的重要原因。它通常与围生期死亡率和发病率显著相关，占围生期死亡的 25%。Masselli 等在一项针对 60 名患者的研究中发现，MRI 诊断胎盘早剥的准确率为 100%，而超声检查的准确率仅为 52%。

影像学特征

当患者血流动力学稳定时，建议进行 MRI 检查。

- 血肿的形成原因

- 胎盘后出血：位于胎盘后方的出血（图 16.4）。

- 只有胎盘边缘被分离时位于绒毛膜下。

- 胎盘前出血：位于胎盘的脐带一侧，并受脐带限制（图 16.5）。

- 根据出血的时间，出血的分期可分为超急性期、急性期、亚急性早期、亚急性晚期和慢性期。

- 可以评估潜在的病理状况，如前置胎盘、胎盘粘连或血管前置。

- 由于急性出血的无回声 / 等回声性质，有时超声很难诊断。MRI 有助于诊断胎盘早剥和确定血凝块的位置。

妊娠滋养细胞疾病（gestational trophoblastic disease）

其包括葡萄胎和妊娠滋养细胞肿瘤（侵袭性葡萄胎和绒毛膜癌）。

葡萄胎妊娠可进一步分为部分性葡萄胎和完全性葡萄胎。超声是葡萄胎妊娠的首选检查方式。葡萄胎妊娠的 MRI 仅限于肥胖患者和并存的其他病变，如平滑肌瘤患者。

影像学特征：

- T_2WI 明显高信号，多个囊性间隙位于扩张的子宫腔内（图 16.6）。

- 子宫肌层和肿块之间边界清晰。

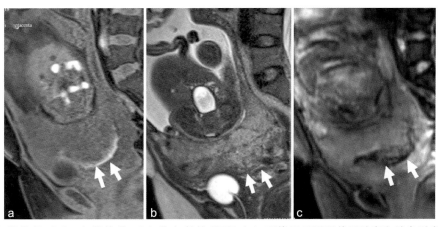

图 16.4　矢状位 T_1（a）、矢状位 T_2（b）和矢状位 GRE（c）图像显示Ⅳ型前置胎盘和胎盘后出血（实箭）

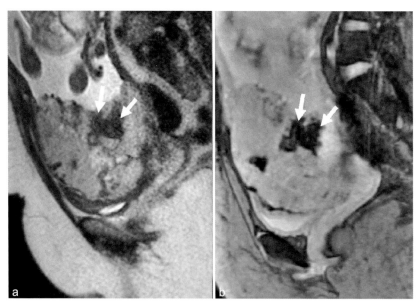

图 16.5 矢状位 T_2WI（a）和矢状位 GRE（b）图像显示Ⅳ型前置胎盘合并胎盘植入和胎盘前出血（实箭）

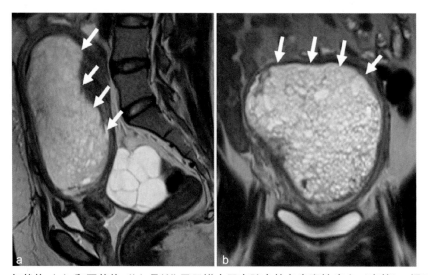

图 16.6 矢状位（a）和冠状位（b）T_2WI 显示增大子宫腔内的多房囊性病变（实箭），提示葡萄胎

侵袭性滋养细胞肿瘤（invasive tropho-blastic tumors）

- MRI 较超声能更好地显示子宫壁的侵犯（图 16.7）。
- 出现子宫外侵犯时，可通过 MRI 识别。
- 这些病变增强后明显强化。
- 由于病变血管密集，可见多发血管流空信号。

胎盘变异（placental variants）

胎盘变异包括双叶胎盘、环状胎盘、副胎盘和球拍状胎盘（边缘脐带插入）。

由于窗口差或声像学上胎盘位置辨别"困难"，MRI 很少显示。

双叶胎盘（bilobed placenta）

- 两个大小相等的叶被膜隔开（图16.8）。

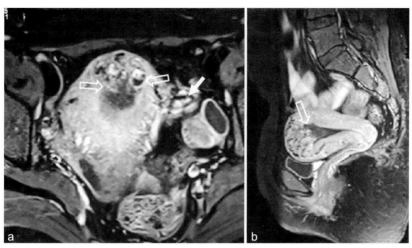

图 16.7　轴位（a）和矢状位（b）T$_1$脂肪抑制序列图像显示子宫腔内肿块不均匀强化（空箭），侵入子宫肌层，提示绒毛膜癌。还可以看到多发血管流空信号（实箭）

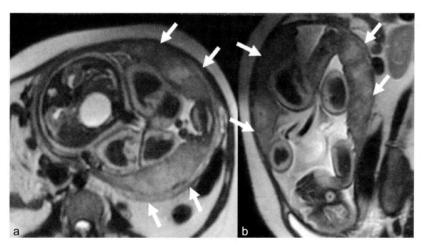

图 16.8　轴位（a）、矢状位（b）T$_2$WI 显示双叶胎盘，沿子宫的左前外侧和后外侧（实箭）

- 脐带可位于任一叶，也可位于两叶之间。
- 可能与妊娠早期出血、胎盘早剥和胎盘滞留有关。

副胎盘（succenturiate placenta）

- 副胎盘是指一个或多个小的副叶存在。
- 可能与主胎盘有连接的血管和膜。
- 并发症：阴道出血和胎盘残留。

环状胎盘（circumvallate placenta）

- 边缘增厚的环形胎盘。
- 大血管在边缘突然截断。
- 并发症：阴道出血、胎盘早剥、胎膜早破和胎盘功能不全。

球拍状胎盘（battledore placenta）

- 球拍状胎盘是指脐带位于胎盘边缘或其附近，而不是中央。
- 并发症：早产、宫内生长受限和胎儿窘迫。

胎盘肿瘤（placental tumor）

胎盘绒毛膜血管瘤：胎盘起源的良性血管瘤。

- T$_1$WI：与胎盘等信号，肿瘤内出血时呈高信号。
- T$_2$WI：高信号类似于血管瘤，有时不均匀。

- 可能是多发性绒毛膜血管瘤。

胎盘畸胎瘤（placental tertoma）

- 良性异质性肿块，可能含有脂肪。
- 前置胎盘

几乎总是通过经腹 / 经阴道超声来诊断。可见胎盘部分或全部覆盖宫颈内口（图 16.9）。在母体肥胖或被胎儿颅骨遮挡的前置胎盘病例中，MRI 是诊断前置胎盘的首选方法。MRI 可以显示胎盘至宫颈内口的准确距离。

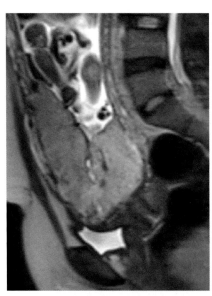

图 16.9　矢状面 T_2WI 显示胎盘完全覆盖宫颈内口，提示为前置胎盘

16.5　异位妊娠

异位妊娠（ectopic pregnancy，EP）是受精卵在子宫内膜外着床的一种情况。发生在输卵管的壶腹部是异位妊娠最常见的部位。还可以发生在输卵管（峡部、伞部）、卵巢、腹膜腔、网膜和子宫内部位，如子宫间质、子宫角、子宫颈和剖宫产瘢痕。经阴道超声（TVS）结合临床和实验室检查足以在大多数情况下做出准确的诊断。

16.5.1　影像学特征

- MRI 相对于经阴道超声的优势在于能

够识别妊娠囊壁内的血液，这是具有诊断性的征象（图 16.10）。

- 子宫腔内无孕囊（GS）。
- 子宫外妊娠囊内有胚胎和卵黄囊 / 子宫外不均匀肿块伴出血。
- T_2WI/GRE 图像显示孕囊为囊性结构，壁呈低信号。
- 子宫内膜增厚。
- 盆腔内有游离液体或腹腔积血（图 16.10c、d）。

鉴别诊断

输卵管积水 / 黄体囊肿：沿壁未见出血。

16.5.2　宫内异常部位的异位妊娠

在诊断方面 MRI 检查是经阴道超声检查的补充，因为其中一些情况在经阴道超声检查上可能不明确。

宫角妊娠是指受精卵着床于子宫输卵管连接处内侧的子宫内膜（图 16.11）。这些妊娠可以保守治疗，因为一段时间后孕囊可能会到达子宫腔。

间质部妊娠见于输卵管间质部（子宫底侧角）（图 16.12），被厚度小于 5mm 的子宫肌层所包围。它更容易发生子宫破裂和出血，必须与宫角妊娠相鉴别。MRI 有助于显示孕囊和子宫腔之间完整的结合区（图 16.12），从而提示间质部妊娠位置。

瘢痕妊娠是指受精卵在先前剖宫产或其他子宫手术的纤维瘢痕上着床。MRI 显示孕囊与膀胱间肌层变薄（图 16.13）。此外，MRI 也可用于评估膀胱是否受到侵犯。

鉴别诊断

宫颈妊娠、进行性流产。

MRI 也有助于鉴别进行性流产和宫颈异位妊娠与瘢痕妊娠。在前两种情况下，孕囊位于宫颈管的中心，前方覆盖的子宫肌层厚度正常。

子宫残角妊娠：指受精卵植入残角子宫、单角子宫、双角 / 纵隔子宫 / 双角子宫的子宫

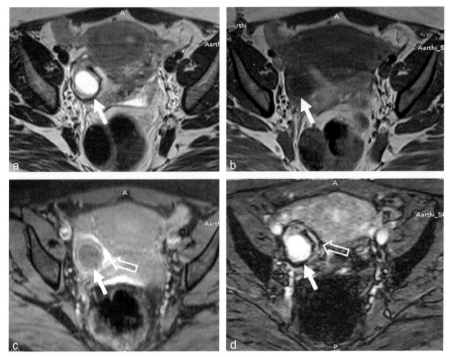

图 16.10　腹痛的妊娠患者的轴位 T_2（a）、轴位 T_1（b）、轴位 T_1 FS（c）和轴位 GRE（d）图像显示右侧附件区肿块伴囊性成分（孕囊）（实箭）和出血成分（空箭），手术证实异位妊娠。发生术后谵妄时可见出血

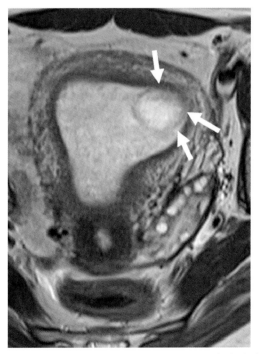

图 16.11　冠状位 T_2WI 显示孕囊位于子宫左上角（实箭）

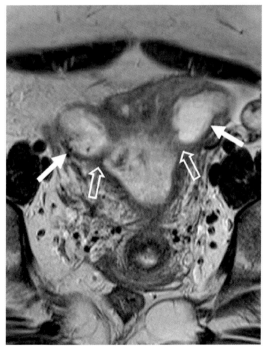

图 16.12　冠状位 T_2WI 显示两个孕囊，分别位于子宫角（实箭），子宫输卵管连接处外侧（空箭）——双侧间质性妊娠

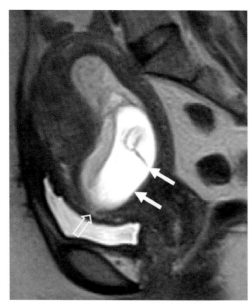

图 16.13 矢状位 T$_2$WI 显示孕囊（实箭）位于子宫下段瘢痕处。覆盖的子宫肌层变薄（空箭）

角区。超声检查宫角妊娠可能被误认为输卵管异位妊娠或正常的宫内妊娠。在 MRI 上，宫角妊娠在所有脉冲序列中表现为被与正常子宫肌层信号等信号的壁包围的孕囊。

MRI 也有助于区分双角子宫和纵隔子宫，以及评估纵隔的性质，是纤维性还是肌性。

腹部妊娠：MRI 显示胎儿和胎盘位于子宫外。最严重的并发症是大出血，MRI 可以准确诊断。

16.6 子宫病变

子宫肌瘤红色变性

子宫肌瘤红色变性是子宫肌瘤在妊娠期间最常见的变性，患者可能会出现急性腹痛。MRI 可以显示肌瘤的引流静脉受阻导致的出血性梗死。

- T$_1$WI 上可见肌瘤周围（边缘）弥漫性高信号。
- 肌瘤内有含铁血黄素沉积（图 16.14）是红色变性的典型表现。

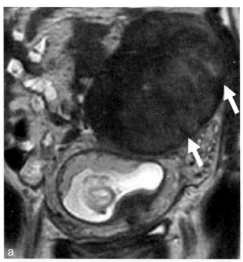

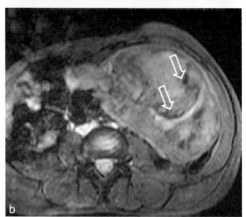

图 16.14 一位腹痛的孕妇，冠状位（a）T$_2$WI 显示宫底有一个大的浆膜下肌瘤（实箭）。轴位梯度图像（b）显示出血区域（空箭），提示红色变性。患者保守治疗，分娩后行子宫肌瘤切除术

子宫破裂

子宫破裂被定义为子宫及其覆盖的内脏腹膜的全层撕裂。

- 当超声不能正确显示子宫破裂时，MRI 有助于显示子宫破裂的确切位置（图 16.15）。
- 腹腔积血
- 只有当患者血流动力学稳定时才建议进行 MRI 检查。

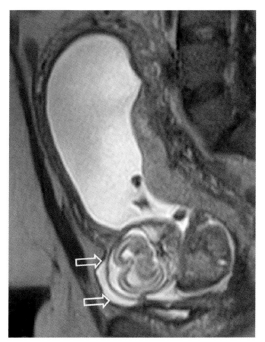

图 16.15 矢状位 T_2WI 显示子宫前下方肌层变薄伴先前剖宫产瘢痕区域局灶性隆起，提示子宫不完全破裂（空箭）

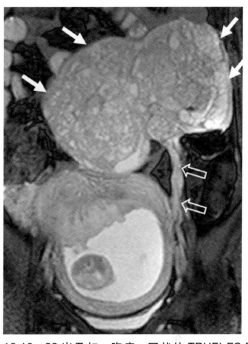

图 16.16 22 岁孕妇，腹痛。冠状位 TRUFI FS 图像显示左侧卵巢肿瘤（实箭）伴蒂扭转（空箭）提示卵巢扭转。肿块被切除，组织病理学检查显示卵巢未成熟畸胎瘤继发扭转

16.7 卵巢病变

MRI 可用于评估卵巢肿块、卵巢扭转和出血性囊肿。

卵巢扭转

- 卵巢肿大伴出血 / 间质水肿（图 16.16）。
- 卵巢蒂扭曲增厚（> 10mm）。
- 盆腔内有游离液体。
- 增强后无强化。

产科 MRI 骨盆测量

MRI 数据如产科结合径、棘间距离、结节间距离、横断直径、出口矢状径等对疑似头、骨盆比例失调的病例和确定胎儿分娩方式有帮助。

16.8 产后并发症

脓肿 / 血肿：MRI 可用于显示剖宫产 / 子宫手术后前腹壁、腹膜、子宫各层的脓肿 / 血肿形成。脓肿在 T_1 上呈低信号，在 T_2 上呈高信号（图 16.17），并显示弥散受限。血肿在 T_1WI 和 T_2WI 上表现不一，取决于分期；在梯度图像上可能会看到分层现象。

产后卵巢静脉血栓形成很少见，患者表现为下腹痛。严重的并发症之一是脓毒性肺栓塞。MRI 尤其是增强动态 MRI 静脉成像有助于显示卵巢血栓形成。

子宫动静脉畸形可以是先天性的，也可以是获得性的。获得性类型通常与产科疾病或手术有关，如多胎妊娠、流产、剖宫产、扩宫和子宫诊刮。在 T_1WI 和 T_2WI 上，子宫

壁、宫旁组织和子宫腔内可见多个连续的流空信号（图 16.18a～c）。对比动态增强 MRI 血管造影有助于显示供血血管、病灶、复杂的血管丛和引流静脉（图 16.18d）。这些信息可为经导管栓塞术做准备。

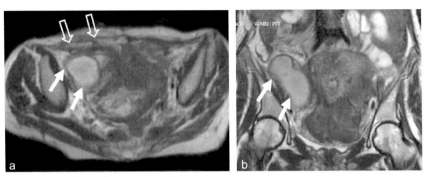

图 16.17　轴位（a）和冠状位（b）T$_2$WI 显示右侧髂区脓肿（实箭），沿普芬南施蒂尔切口（ Pfannenstiel incision）右侧引流（空箭）

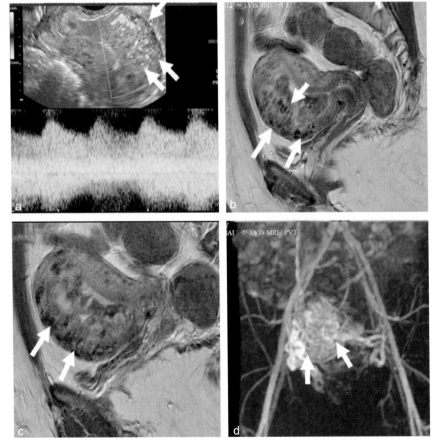

图 16.18　药物终止妊娠后有出血史的患者的彩色多普勒（a）显示子宫前肌层血管分布增多（实箭）。矢状位 T$_2$WI（b、c）显示子宫前肌层内多个蛇形 T$_2$ 流空信号（实箭）。MRI 血管造影（d）证实子宫动静脉畸形（实箭）主要累及子宫前肌层，血供来自双侧子宫动脉（右侧＞左侧）

（李　悦　译　蔡登华　王荣品　审校）